HEFTE ZUR UNFALLHEILKUNDE

BEIHEFTE ZUR MONATSSCHRIFT FÜR UNFALLHEILKUNDE
VERSICHERUNGS-, VERSORGUNGS- UND VERKEHRSMEDIZIN

HERAUSGEGEBEN VON PROFESSOR DR. H. BÜRKLE DE LA CAMP

HEFT 77

VERLETZUNGEN DES BRUSTKORBES IM FRIEDEN

VON

DR. E. AHRER

UNIVERSITÄTS-DOZENT

INSTITUT FÜR GERICHTLICHE MEDIZIN DER UNIVERSITÄT INNSBRUCK
VORSTAND: PROF. DR. F. J. HOLZER

CHIRURGISCHE UNIVERSITÄTSKLINIK INNSBRUCK
VORSTAND: PROF. DR. P. HUBER

MIT 56 ABBILDUNGEN

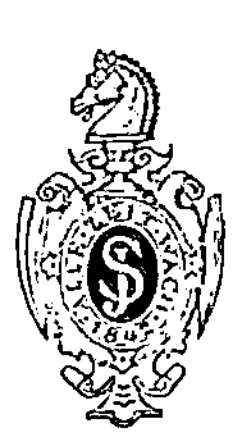

1964

SPRINGER-VERLAG / BERLIN · GÖTTINGEN · HEIDELBERG

HEFTE ZUR UNFALLHEILKUNDE

Herausgegeben von Professor Dr. H. BÜRKLE DE LA CAMP
7801 Dottingen über Freiburg/Br.

ISBN-13: 978-3-540-03155-0   e-ISBN- 978-3-642-94896-1

DOI: 10.1007/ 978-3-642-94896-1

Titel-Nr.: 5960

Inhaltsverzeichnis

Geleitwort

Die Zunahme der Geschwindigkeiten im Verkehr und im Sport sowie die ausgedehnte Verwendung leistungsfähiger Handmaschinen haben es mit sich gebracht, daß die Zahl schwerer Thoraxverletzungen im letzten Jahrzehnt sprunghaft angestiegen ist. In die gleiche Zeit fallen Fortschritte der Thoraxchirurgie, die neue therapeutische Möglichkeiten eröffnen, Möglichkeiten, an die man noch vor 15 Jahren kaum zu denken gewagt hat. Nun gilt es, diese beiden Tatsachen miteinander vernünftig zu koordinieren, mit anderen Worten, so bald als möglich und so allgemein wie möglich die Errungenschaften der Thoraxchirurgie den Thoraxverletzten nutzbar zu machen. Es ist unerläßlich notwendig, daß man dafür zunächst ein tragfähiges Fundament errichtet. Und da zeigt sich immer wieder, daß die epikritische Sichtung und Auswertung der bisherigen Erfahrungen der sicherste Grundpfeiler ist, auf dem man weiterbauen kann.

Daher hat mein langjähriger Mitarbeiter, Dr. E. Ahrer, nicht nur unser klinisches Erfahrungsgut ausgewertet, sondern auch dank dem Entgegenkommen des Vorstandes des Gerichtsmedizinischen Universitäts-Institutes in Innsbruck, Prof. Dr. F. J. Holzer, jene Fälle analysieren können, die gar nicht mehr lebend an die Klinik kamen. Ahrer hat es sich zum Ziel gesetzt, vor allem diagnostischen Irrtümern und Fehlindikationen nachzuspüren. Denn nur auf diese Weise kann man brauchbare Richtlinien für eine zielbewußte Indikationsstellung im entscheidenden Augenblick herausarbeiten. Sicher waren wir bisher bei manchen Verletzungsformen zu konservativ, wohl deshalb, weil wir manchmal zu pessimistisch waren und einen noch lebend eingelieferten Patienten für unrettbar verloren hielten, bei dem die Obduktion ergab, daß bei Einsatz aller Möglichkeiten der modernen Thoraxchirurgie doch eine Chance bestanden hätte. Im ganzen hat sich aber doch gezeigt, daß die Tradition der Klinik, die mehr dem abwartend Konservativen zuneigt als großer Aktivität, grundsätzlich richtig war und ist. Freilich hängt dies auch damit zusammen, daß im Frieden die geschlossenen Thoraxverletzungen weit häufiger sind als offene. Da bei den erstgenannten die Indikation zu operativen Eingriffen auch heute noch relativ selten gegeben ist, verlagern sich die entscheidenden Maßnahmen, wie Ahrer im Schlußwort mit Recht betont, oft mehr aus dem Operationssaal in die Überwachungs- und Pflegestation. Verletzte überhaupt, solche mit stumpfen Thoraxverletzungen im besonderen, kommen nur ausnahmsweise primär an die Spezialstation, sondern meist ins nächstgelegene Krankenhaus. Daher kann sich kein Chirurg der Möglichkeit entziehen, daß er sich mit den Problemen auseinandersetzen muß, die in Ahrers Monographie aufgezeigt und analysiert sind. All denen möge das Buch ein Helfer sein!

P. Huber

Erster Teil

Obduktionsmaterial

A. Einleitung

Wenn man das Schrifttum der letzten Jahre zu dem Problem der Thoraxverletzungen durchsieht, so fällt eine deutliche Zunahme einschlägiger Arbeiten, und zwar hauptsächlich über das *stumpfe Brustkorbtrauma* auf. Dieses erhöhte Interesse kommt nicht von ungefähr. Wenn früher derartige Verletzungen im Frieden in der Hauptsache durch Wagenunfälle, durch Unfälle beim Holzschlägern, durch Verschüttungen oder durch Abstürze zustande kamen, so treten in unserem mechanisierten Zeitalter doch noch mehrere zusätzliche unfallverursachende Faktoren auf.

An erster Stelle ist hier das Ansteigen des *motorisierten Straßenverkehrs* zu setzen. Nach einer Statistik von K. H. BAUER beträgt die Mortalität an Brustkorbverletzungen immerhin 12,4% bei Straßen- und 9,7% bei Betriebsunfällen. Dabei spielt sowohl die mengenmäßige Zunahme der Fahrzeuge als auch die Steigerung der Geschwindigkeit eine bedeutende Rolle und ruft immer furchtbarere Verletzungen hervor. Sie entstehen hauptsächlich durch Anprall, Sturz oder Überfahrenwerden eines Verkehrsteilnehmers.

Eine weitere Ursache, die zu einer Zunahme der stumpfen Brustkorbtraumen geführt hat, ist in der noch immer ansteigenden *Sportbegeisterung* unserer Zeit zu sehen. Touristik und Wintersport führen gerade in unseren Bergen immer häufiger zu Unfällen, bei denen der Brustkorb zu Schaden kommt.

Schließlich sind aber auch die Anforderungen bei der *Arbeit* größer geworden. Auf Grund der Ausbreitung der Industrie und der Einführung schwerer Maschinen sind stumpfe Brustkorbverletzungen mit lebensbedrohlichen Folgen häufige Ereignisse.

Die Gefährlichkeit eines stumpfen Brustkorbtraumas ist nun vor allem dadurch gegeben, daß alle Organe der Brust verletzt werden oder zumindest schwersten Störungen unterliegen können. Bis vor kurzem haben nur wenige therapeutische Möglichkeiten bestanden. Hier ist nun insofern ein Wandel im Laufe der Zeit eingetreten, als wir imstande sind, doch einige, auch schwerste Verletzungen wirklich zur Heilung zu bringen. Die moderne Anästhesie, die Schockbekämpfung, die moderne Thoraxchirurgie, die eine gefahrlose Eröffnung des Brustraumes gestattet, da-

neben auch noch die Gefäßchirurgie und weiter die neueren Forschungs-
ergebnisse der Pathophysiologie der Atmung und des Brustraumes, be-
fähigen uns, manche schwere Verletzung, die vor einiger Zeit noch sicher
letal ausgegangen wäre, erfolgreich zu behandeln. Diese wenigen, nur
stichwortartig aufgezeigten Tatsachen, lassen es berechtigt erscheinen,
sich näher mit Brustkorbverletzungen im Frieden zu beschäftigen. Dabei
muß vor allem bedacht werden, daß die schon jetzt vorhandenen Möglichkeiten, die zu einer zielbewußten Unfallverhütung einerseits sowie zu
einer raschen und exakten Diagnose andererseits führen, noch lange nicht
zum klinischen Allgemeingut geworden sind. Fast alle anderen Gebiete
der Organchirurgie haben sich bei weitem mehr auch mit Unfallsproblemen
befaßt. Das Eröffnen des Abdomens, des Craniums sind alltägliche Ereignisse geworden, der Thorax ist bisher dem Können und den technischen
Möglichkeiten nur weniger Chirurgen und chirurgischer Spitäler vorbehalten.

Es soll nun Aufgabe dieser Arbeit sein, soweit dies heute bereits möglich erscheint, an einem größeren *eigenen Beobachtungsgut* die Grundlagen
festzuhalten, mit denen man bei der Behandlung stumpfer Brustkorbtraumen zu rechnen hat, sowie die Möglichkeiten der Therapie darzustel-
len, die uns derzeit zur Verfügung stehen.

Im ersten Abschnitt wurde dabei zunächst das *Obduktionsmaterial des
Institutes für gerichtliche Medizin* der Universität Innsbruck (Vorstand:
Prof. Dr. F. J. HOLZER)[1] ausgewertet. Nur durch die Erforschung der
Todesursachen kann es gelingen, Erkenntnisse zu sammeln und die Gren-
zen unserer Möglichkeiten zu erweitern.

Im zweiten Abschnitt soll auf Grund der so gewonnenen Erfahrungen
über ein *klinisches Material* berichtet und eine kritische Einstellung zu
den *therapeutischen Möglichkeiten* sowie ihrer Erweiterung gegeben
werden.

B. Obduktionsmaterial

In den Jahren 1955 bis einschließlich 1960 wurden am Institut für
gerichtliche Medizin der Universität Innsbruck 2750 Obduktionen durchgeführt, davon 939 bei Unfällen. Nicht inbegriffen sind z. B. Vergiftungen,
plötzlicher Herztod und anders erklärbare Todesursachen (Erhängungen
usw.).

I. Gesamtzahl

Die Abb. 1[2] zeigt nun, daß in der Berichtsperiode bei 317 von insgesamt
939 Obduktionen an Unfallverletzten Brustkorbverletzungen vorgefunden
wurden (33,75%). 56 Fälle (17,66%) betrafen Frauen, die Männer waren

---

[1] Ich darf an dieser Stelle Herrn Prof. Dr. F. J. HOLZER dafür danken, daß er
in großzügiger Weise sein Obduktionsmaterial zur Verfügung gestellt hat.

[2] Für die Durchsicht der Abbildungen danke ich Herrn Doz. Dr. E. OLBRICH,
Anatomisches und Histologisch-embryologisches Institut der Universität Innsbruck
(Vorstand: Prof. Dr. Dr. Mr. G. SAUSER).

mit 82,34% weit in der Mehrzahl. Die Abb.
zeigt weiterhin eine auffallende Jahres-
spitze 1955 mit 82 Fällen, während in den
übrigen Jahren jeweils ungefähr die gleiche Anzahl von tödlichen Verletzungen im
Bereiche des Brustkorbes zu verzeichnen
ist. Die Ursache dafür ist nicht eindeutig
festzulegen, dürfte aber mit der gerade
damals einsetzenden sprunghaften Vermehrung der Verkehrsdichte zusammen-
hängen, wie noch später dargelegt werden
soll.

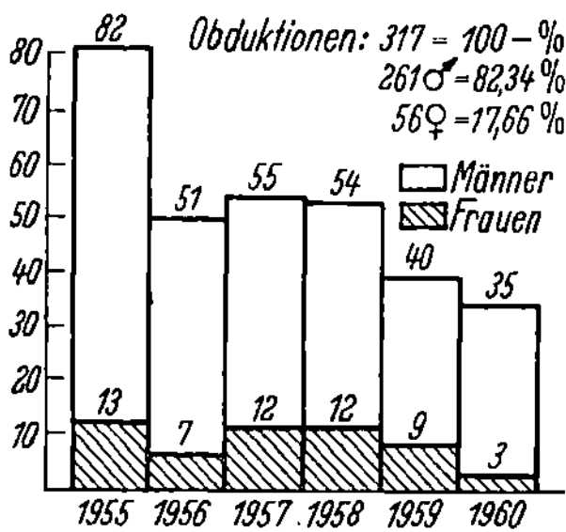

Abb. 1. Gesamtzahl 1955 – 1960

II. Altersgruppe

Die Abb. 2 ergab sich nach Einteilung der Verletzten in Altersgruppen auf die
einzelnen Dezennien. Dabei zeigt sich, daß im 3. Dezennium mit 19,87% die absolute
Spitze erreicht wird. Es folgt das 6. Dezennium mit 16,71%. Das 10. Dezennium
mit 0,62% sowie das 9. mit 2,20% und das 1. mit 2,52% sind natur-
gemäß am wenigsten vertreten. Die übrigen Dezennien verhalten sich annähernd gleich mit einer Unfallsfrequenz von rund 10 bis 13%. Die Häufung der tödlichen Brustkorbverletzungen im 3. und 6. Dezennium kann nun nicht al-lein durch die Altersschichtung der Bevölkerung erklärt werden. Sie geht sicher zu Lasten des Stra-ßenverkehrs.

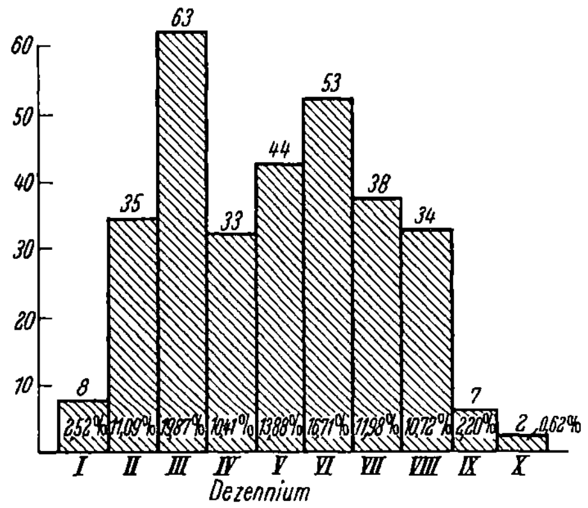

Abb. 2. Altersgruppen 1955 – 1960

Wenn auch statistisch mit dem zur Verfügung stehenden Material keine einwandfreie Signifikanz zu erreichen ist, so läßt sich doch nach unserer Erfahrung sagen, daß sich der jugendliche Verkehrsteil-nehmer schon aus psychologischen Gründen eher unbedacht verhält und deshalb häufiger verunfallt. Menschen jenseits
des 6. Dezenniums hingegen sind schon physisch nicht immer imstande, allen An-
forderungen des modernen Straßenverkehrs gewachsen zu sein.

C. Unfallhergang

Der Unfallhergang ist aus mehreren Gründen von entscheidender
Bedeutung. Er gibt nicht nur über Art der Gewalteinwirkung Aufschluß,
sondern kann auch eine Reihe diagnostischer Schlüsse erlauben. Bei
statistischer Erfassung ist darüber hinaus auch die Erweiterung der
Möglichkeiten zur Unfallverhütung erschließbar.

I. Aufgliederung nach Unfallhergang

Wie zu erwarten, bildet der Straßenverkehr mit 184 Fällen, also 58,04%, die
Spitze (Abb. 3). Wenn man weiterhin die tödlich Verunglückten des Zugverkehrs
mit 4,73% sowie des Flugverkehrs mit 1,26% hinzuzählt, so sind rund zwei Drittel
der Unfälle durch Verkehrsmittel entstanden.

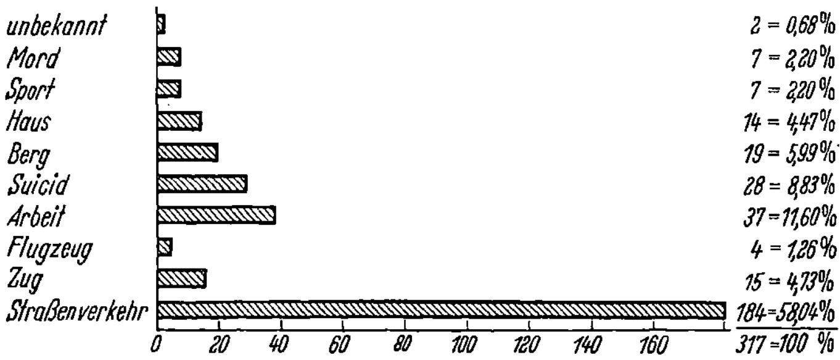

Abb. 3. Unfallhergang 1955 — 1960

Als nächstes folgen aber bereits die tödlichen Unfälle bei der Arbeit mit 11,60%
(37 Fälle). Hier ist vielleicht eine einschränkende Bemerkung notwendig: als Arbeitsunfälle wurden nur solche vermerkt, die wirklich bei der Arbeit entstanden und nicht
diejenigen, welche nach den bestehenden gesetzlichen Bestimmungen als Arbeitsunfälle gelten. Unfälle im Straßenverkehr, die wohl gesetzlich als Arbeitsunfälle

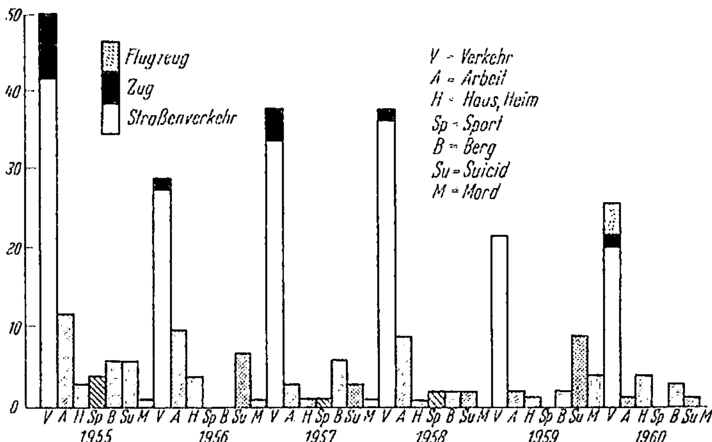

Abb. 4. Unfallhergang 1955 — 1960

gewertet werden, wenn sie sich auf dem Weg von oder zur Arbeit ereignen, wurden
entsprechend der eigentlichen Ursache eingereiht. Es kann also der Abb. 3 kein Aufschluß darüber entnommen werden, wie groß die Anzahl der gesetzlich anzuerken-
nenden Arbeitsunfälle ist.

An dritter Stelle stehen tödliche Ausgänge durch Suicid mit 8,83%. Diese verhältnismäßig hohe Zahl wird von den tödlichen Bergunfällen mit 5,99% gefolgt, die
demnach in unserem Beobachtungsgut verhältnismäßig häufig aufscheinen. Sie ereignen sich vorwiegend durch Steinschlag oder Absturz und umfassen sowohl die
Unfälle, welche bei Touristen beobachtet wurden als auch jene, die unsere Berg-
bauern immer wieder bei ihrer täglichen Arbeit (z. B. Viehtrieb) betreffen. Nicht

enthalten sind Ski- und Rodelunfälle, welche sich korrekterweise besser in die Gruppe der eigentlichen Sportunfälle reihen lassen, sie sind mit 2,20% vertreten. Tödliche Unfälle, die sich im Haus ereignet haben, sind mit 4,47% anzuführen, schließlich finden wir mit 2,20% tödliche Brustkorbverletzungen durch Mord und den geringen Prozentsatz von 0,68% Unfällen unbekannten Herganges.

Die Abb. 4 gibt nun Aufschluß über den Unfallshergang nach Jahren gegliedert. Hier führt selbstverständlich regelmäßig wieder der Unfall im Straßenverkehr. Die bereits erwähnte Spitze der tödlichen Unfälle im Jahre 1955 wird von einem leichten Rückgang 1956 gefolgt und steigt 1957—1958 wieder etwas an. 1959 und 1960, noch vor in Kraft treten der neuen österreichischen Straßenverkehrsordnung ergab sich ein Absinken. Dieser Umstand findet vielleicht darin seine Erklärung, daß gerade 1955 die intensive Motorisierung begann, daß damals eine besonders große Anzahl von Motorradfahrern am Straßenverkehr teilhatten, die einen Hauptanteil an den tödlichen Verkehrsunfällen bildeten. In den anschließenden Jahren haben sich die wirtschaftlichen Verhältnisse weiterhin gebessert, der Straßenverkehr nahm zu, aber das Motorrad, der Roller sowie die leichten Mopeds wurden unpopulärer. Trotz der Steigerung des motorisierten Verkehrs sind daher die tödlichen Verkehrsunfälle eher zurückgegangen, weil die Unfallsgefährdung im geschlossenen Personenkraftwagen naturgemäß geringer ist. 1955 sind übrigens auch die meisten tödlichen Brustkorbverletzungen im Zugverkehr zustande gekommen. Es zeigt sich weiterhin, daß die Arbeitsunfälle seit 1955 eher im Abnehmen begriffen sind, vielleicht ist dies ein Erfolg der verbesserten Maßnahmen zur Unfallsverhütung.

Diese Zahlen stehen nun allerdings scheinbar nicht ganz im Einklang mit unseren sonstigen Erfahrungen. Läßt sich doch statistisch einwandfrei belegen, daß die Unfallziffern allerorts und allgemein jährlich immer steigen. Hier muß nun darauf hingewiesen werden, daß es sich in diesem Abschnitt lediglich um die Verhältnisse bei den tödlich verlaufenden Brustkorbverletzungen handelt. Inwieweit ein verbessertes Transportwesen, eine modernere ärztliche Betreuung, vor allem aber neuere Erkenntnisse der Schockbekämpfung diese Verminderung der absoluten Zahlen tödlicher Thoraxverletzungen bewirkt hat, darf zur Diskussion gestellt werden.

II. Anteil der einzelnen Verkehrsteilnehmer

Die Abb. 5 gibt nun Aufschluß über die Verkehrsteilnehmer. Die bekannte Tatsache, daß Fußgänger am häufigsten tödlichen Unfällen zum Opfer fallen, zeigt sich auch in unserer Aufschlüsselung. Mit 65 Fällen stehen sie an der Spitze. Gleichzeitig gibt die Abbildung auch Angaben über die Anzahl der alkoholisierten Verkehrsteilnehmer. Hier führen ebenfalls die Fußgänger mit 26,15%. Fast in gleicher Häufigkeit sind Motorradfahrer mit 44 und Pkw-Fahrer mit 38 tödlichen Unfällen vertreten. Beide Verkehrsgruppen zeigten den gleichen Prozentsatz von Alkoholisierung. Mit dem Fahrrad sind

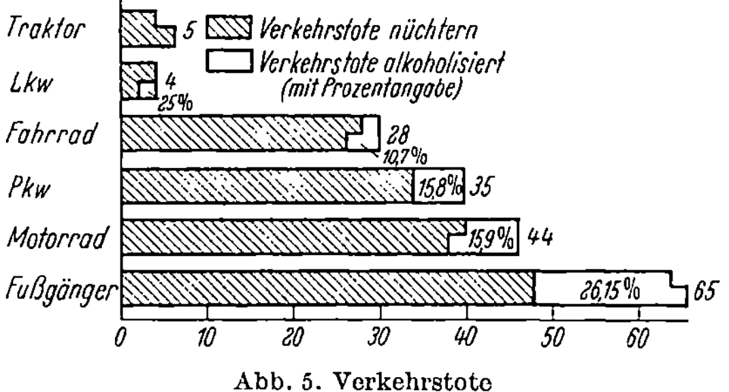

Abb. 5. Verkehrstote

28 Fälle tödlich verunfallt, hier waren 10,7% alkoholisiert. Mit Lkw kam es in 4 Fällen und mit Traktoren schließlich in 5 Fällen zu einem letalen Ausgang. Insgesamt waren nach unserer Aufstellung 18,47% der Verkehrstoten alkoholisiert. Teilweise fanden sich Blutalkoholspiegel von $2^0/_{00}$ und darüber. Wenn man dazu noch bedenkt, daß sicherlich eine nicht unbeträchtliche Anzahl der Unfälle durch andere alkoholisierte Verkehrsteilnehmer verursacht wurden, die in unserer Aufstellung natürlich nicht enthalten sind, so kann man schon daran die außerordentliche Gefährdung durch den Alkoholgenuß unwiderleglich beweisen.

III. Unfallhergang und Lebensalter

Die Abb. 6 veranschaulicht nun den Unfallhergang prozentuell auf die einzelnen Lebensdezennien bezogen. Im großen und ganzen findet sich die Tatsache bestätigt, daß die Unfallereignisse sich dem Lebenslauf einigermaßen anpassen. Straßenverkehrsunfälle sind demnach praktisch in allen Lebensdezennien ungefähr in gleichem Prozentsatz vertreten. Sie kommen etwas seltener im 9. Dezennium vor, wohl dadurch erklärt, daß ein Mensch, der ein so hohes Alter erreicht, in der Regel nicht

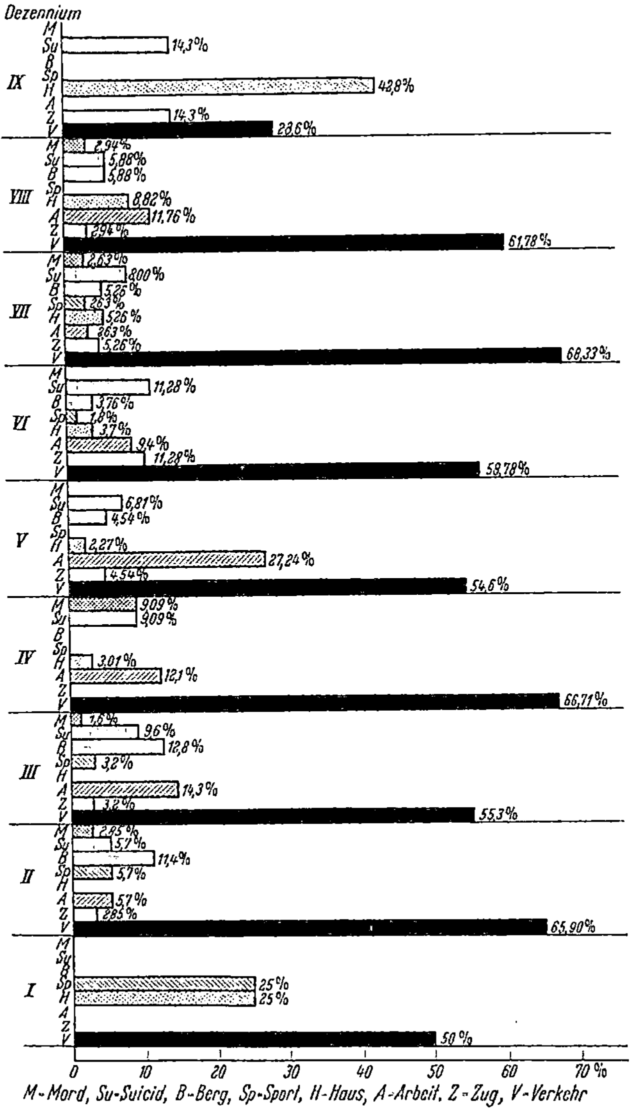

Abb. 6. Unfallhergang, in Prozenten auf die Lebensdezennien bezogen

viel am Straßenverkehr teilnimmt. Die tödlichen Unfälle bei der Arbeit sind im 5. Dezennium am häufigsten, die zweite Spitze findet sich im 3. Dezennium (14,3%). Dies entspricht den Erfahrungen der Arbeitspsychologen in bezug auf das Leistungszutrauen einerseits und der Konzentrationsfähigkeit älterer Arbeiter andererseits. Die Hausunfälle zeigen logischerweise einen Anstieg im 9. Dezennium mit 42,9%, weil sich der alte Mensch fast ausschließlich im Hause aufhält und seiner gewohnten Beschäftigung nicht mehr mit der genügenden Geschicklichkeit nachgehen kann. Sicher spielen hier auch die natürlichen Beschwerden des Seniums (Sehfehler, Schwäche usw.) eine bedeutende Rolle. Der Hausunfall im 1. Dezennium mit einem Viertel der Fälle ist wohl durch die häufigen Kleinkinderstürze bedingt. Es spiegelt sich in diesen Zahlen das ganze Leben eines Menschen. Vom 2. über das 3., 4. bis zum 8. Dezennium ergibt sich ein gleichmäßiger Anstieg der Hausunfälle. Dies ist wohl dadurch zu erklären, daß der Mensch, je älter er wird, sich immer mehr zu Hause aufhält und durch seine sinkende Leistungsfähigkeit leichter verunfallt.

Bei den Sportunfällen zeigt sich eine leichte Häufung vom 1. bis zum 3. Dezennium, wahrscheinlich auf Grund der Tatsache, daß sich der junge Mensch in seiner Sportbegeisterung zu manchen Leistungen hinreißen läßt, denen er oft schon im nächsten Lebensjahrzehnt nicht mehr gewachsen ist. Bergunfälle finden sich am häufigsten im 2. und 3. Dezennium, und dann wieder im Alter, wobei wieder unsere bäuerliche Bevölkerung besonders beteiligt ist. Suicide lassen sich in allen Dezennien ungefähr gleichmäßig verteilt finden, im 9. Dezennium ist allerdings ein Anstieg auf 14,3% zu erkennen, der sich auf Grund der gehäuften Depressionen und Alterspsychosen erklären läßt. Schließlich ereigneten sich im 4. Dezennium die meisten Mordfälle. Wie schon eingangs betont, entspricht diese Aufschlüsselung dem durchschnittlichen Lebensverlauf und zeigt charakteristische Unfallhergänge für die einzelnen Lebensabschnitte auf.

D. Art der Gewalteinwirkung, Mechanismus

Für die Entstehung einer Verletzung ist der *Unfallmechanismus* maßgebend, weil er über die Art und das Ausmaß der Gewalteinwirkung Aufschluß gibt.

Abb. 7 gibt darüber Aufschluß, daß bei den Unfällen im Straßenverkehr mit 31,86% das Überfahren einer Person am häufigsten zu schweren Thoraxverletzungen führt. Fast in der gleichen Anzahl sind 99 Personen (31,25%) durch An-

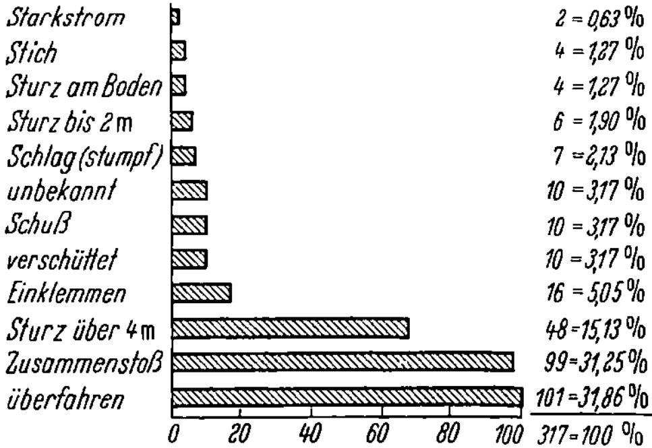

Abb. 7. Art der Gewalteinwirkung

prall bei Zusammenstößen tödlich verunglückt. Dabei ist der Anprall eines Fahrers innerhalb seines Personenkraftwagens gleich gewertet wie z. B. eines Motorradfahrers gegen ein festes Hindernis, weil in diesen Fällen das Auftreffen des Menschen mit einer bestimmten Beschleunigung gegen einen fixierten Widerstand zur Verletzung führt. Es reihen sich in 15,13% mit 48 Fällen Stürze aus einer Höhe über 4 m an. Meist sind es allerdings beträchtlichere Höhen gewesen (aus Stockwerken oder von Bergen), doch beginnt bei der Grenze von 4 m statistisch gesehen bereits ein Ansteigen der lebensbedrohlichen Folgen. Als nächstes folgt mit 5,05% in 16 Fällen die Einklemmung und mit einem ähnlichen Unfallshergang in 10 Fällen (3,17%) das Verschüttetwerden. In weiteren 10 Fällen sind tödliche Verletzungen durch Thoraxschüsse entstanden und in der gleichen Häufigkeit war die Gewalteinwirkung nicht eruirbar. Durch stumpfe Gewalt, z. B. Schläge gegen den Brustkorb, sind 2,13% unserer Fälle tödlich verunglückt.

Stürze aus 2 m verursachten in 6 Fällen (1,90%) und selbst solche, die direkt am Boden erfolgten, nahmen in 4 Fällen (1,27%) einen tödlichen Ausgang. Schließlich kamen noch 4 Fälle (1,27%) durch einen Stich in den Thorax zu Schaden. 2 Fälle oder 0,63% sind nach Starkstromverletzungen von Masten gestürzt. Da man hier eine kombinierte Unfallursache annehmen kann, wurden sie gesondert geführt.

E. Todesursache

Die Angaben, die sich aus der Sichtung der Todesursachen erheben lassen, zählen wohl zu den wichtigsten, welche aus den statistischen Resultaten zu schließen sind. Sie geben zunächst Aufschluß darüber, welche Maßnahmen noch am *Unfallort* getroffen werden sollten, lassen für den *Transport* gewisse Bedingungen fordern und sind letzten Endes für alle diagnostischen und therapeutischen Überlegungen bei der endgültigen Versorgung von besonderer Bedeutung.

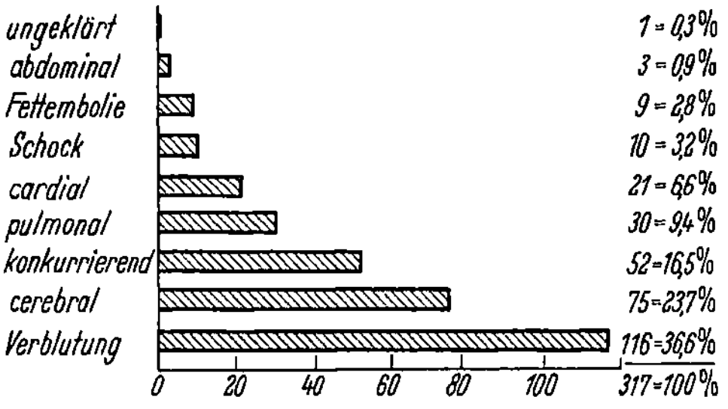

Abb. 8. Todesursachen

An erster Stelle steht in unserem Material der Tod durch Verblutung (s. Abb. 8). Es waren überhaupt bei den 317 Obduktionen nur in 73 Fällen (23,1%) keine wesentlichen Blutungen festzustellen. Bei nicht weniger als 116 Fällen oder 36,6% muß aber die Blutung als alleinige Todesursache angesehen werden. Wie sich dann später im Kapitel Gefäßverletzungen des Thorax (s. S. 28) zeigen wird, fand sich in 63,09% der Fälle eine wesentliche Blutung im Bereiche des Thorax. In einem nicht unbeträchtlichen Prozentsatz fand sich das Blut im Thorax und im Abdomen gleichzeitig, so daß die sekundäre Anämie, der Blutungsschock und eine Reihe damit zusammenhängender Probleme, die noch zu besprechen sein werden, eine der Hauptursachen des Todes nach schwerer Brustverletzung sind. Schließlich lag in einem Prozentsatz von 2,2% auf das gesamte Obduktionsmaterial bezogen eine Blutung im Schädel und im Thorax vor.

Der Tod durch cerebrale Kombinationsverletzungen trat in 23,7% unserer Obduktionen oder in 75 Fällen ein. In der Hauptsache waren es schwerste Kopfzertrümmerungen, wie sie durch Überfahrenwerden des Kopfes entstehen können.

Nach den cerebralen Verletzungen waren in weiteren 52 Fällen oder 16,5% konkurrierende Todesursachen festzustellen. Hier handelte es sich um schwere Verletzungen mehrerer Organe gleichzeitig; des Schädels, des Thorax und in einigen Fällen auch der Baucheingeweide. Jede der Schädigungen war so schwer, daß sie jeweils auch allein schon zum Tod hätte führen können.

An pulmonalen Spätfolgen irgendwelcher Lungenverletzungen gingen 30 Personen oder 9,4% zugrunde. Nur in seltenen Fällen handelte es sich dabei um Blutungen aus der Lunge, meistens waren es konsekutive Pneumonien, die nicht beherrscht werden konnten.

In 21 oder 6,6% der Fälle trat der Tod durch Herzversagen ein. Dies wird dann in einem gesonderten Kapitel besprochen (s. S. 20).

In 10 Fällen oder 3,2% waren keine lebensgefährlichen oder zumindest keine sofort tödlichen Verletzungen zu finden. Hier erschien es auf Grund eines sorgfältigen Vergleiches mit dem Krankheitsgeschehen berechtigt anzunehmen, daß der Tod durch Schockwirkung eintrat.

In 2,8% der Fälle konnte als einzige Todesursache eine ausgeprägte Fettembolie festgestellt werden (s. S. 41). An dieser Stelle sei nur bemerkt, daß sie besonders häufig bei Thoraxverletzungen auftritt und in vielen Fällen auch bei scheinbar leichteren Verletzungen das Leben akut bedrohen kann.

Schließlich ergaben in 0,9% Verletzungen der Baucheingeweide allein die Todesursache und nur für einen Fall (0,3%) fand sich weder klinisch noch nach der Obduktion eine befriedigende Erklärung des letalen Ausganges.

F. Überlebensdauer

(Abb. 9)

Um sich ein Bild von der Überlebensdauer unserer Obduktionsfälle zu verschaffen, wurden diese nach folgender Einteilung zusammengestellt:

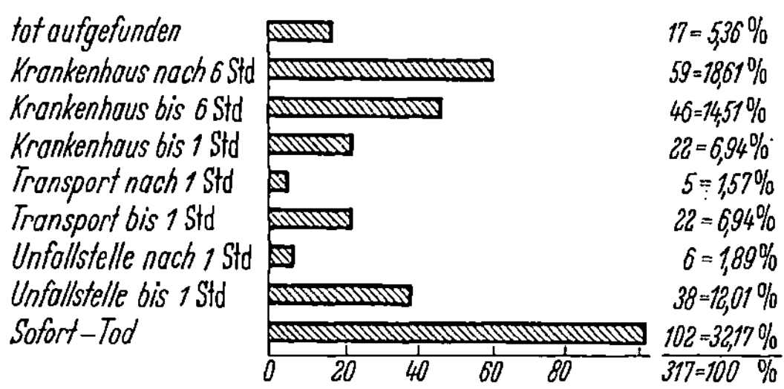

Abb. 9. Überlebenszeit

1. Fälle, die sofort tot waren;
2. Tod an der Unfallstelle bis zu einer Stunde;
3. Tod an der Unfallstelle später als eine Stunde nach dem Unfall;
4. Tod auf dem Transport innerhalb der ersten Stunde;
5. Tod auf dem Transport später als eine Stunde nach dem Unfall;
6. Tod im Krankenhaus bis zu einer Stunde nach der Aufnahme;
7. Tod im Krankenhaus bis zu 6 Stunden nach der Aufnahme;
8. und schließlich Tod im Krankenhaus später als 6 Stunden;
   hier sind auch Fälle verzeichnet, bei denen der Tod erst nach Tagen eingetreten ist;
9. Überlebensdauer unbekannt.

Wenn wir nach dieser Einteilung vorgehen, so zeigt die Abb., daß der größte Prozentsatz der Fälle noch an der Unfallstelle verstarben, sie sind unter „Soforttod" mit 102 Fällen oder 32,17% zusammengefaßt.

Als nächstes folgen aber bereits mit 18,61% oder 59 Fällen jene Verletzten, die länger als 6 Stunden nach Krankenhausaufnahme überlebt haben. Die Analyse dieser Fälle ist besonders wichtig, weil für sie unter Umständen genügend Zeit zur Verfügung gestanden hat, andere, vielleicht erfolgversprechendere, therapeutische Maßnahmen zu treffen.

Es reihen sich dann mit 14,51% oder 46 Fällen jene an, die im Krankenhaus bis zu 6 Stunden gelebt haben, also innerhalb kurzer Zeit nach der Aufnahme verstarben.

38 Fälle (12,01%) haben an der Unfallstelle bis zu einer Stunde gelebt. Sie geben zu der Erwägung Anlaß, ob bei geeigneten Maßnahmen im Sinne der Ersten Hilfe der eine oder andere Patient doch noch hätte gerettet werden können.

Auf dem Transport sind 22 Fälle (6,94%) innerhalb der ersten Stunde verstorben und der gleich hohe Prozentsatz hat im Krankenhaus bis zu einer Stunde gelebt. Auch hier ist die Überlegung am Platz, ob es sich um unbedingt tödliche Verletzungen gehandelt hat.

Mit 17 Fällen folgen der Häufigkeit nach jene Verletzten, die bereits tot aufgefunden wurden, bei denen die Todesstunde also nicht genau festgestellt werden kann. Für sie ist zweifellos in manchen Fällen ein Schicksalsfaktor verantwortlich, denn medizinisch gesehen handelt es sich bei Bergunfällen nicht immer um absolut aussichtslose Verletzungen.

An der Unfallstelle selbst schließlich sind später als eine Stunde nach dem Unfall nur 6 Verletzte oder 1,89% verstorben, fast genau die gleiche Zahl, nämlich 1,57% gingen während des Transportes, wenn er länger als eine Stunde dauerte, zugrunde.

Eine allgemeine Übersicht zeigt demnach, daß rund ein Drittel aller unserer Obduzierten sofort tot gewesen waren. Darunter fallen alle schwersten Verletzungen, wie z. B. die vollkommenen Brustkorbzertrümmerungen, bei denen jede Hilfe zu spät kommen mußte. Ein weiteres Drittel betrifft jene Verletzten, die im Krankenhaus immerhin mehr als 6 Std. oder zumindest bis zu 6 Std. gelebt haben. Diesen insgesamt 105 Fällen oder 33,12% gilt unser besonderes Augenmerk. Wir müssen uns fragen, ob nicht der eine oder andere Verletzte am Leben hätte erhalten werden können.

Das letzte Drittel der Verletzten schließlich ist innerhalb der ersten Stunde, meist an der Unfallstelle oder noch am Transport gestorben. Hier erhebt sich die Frage, ob durch Verbesserung der ersten Hilfe, durch Sofortmaßnahmen, wie z. B. Schockbekämpfung, der letale Ausgang hätte vermieden werden können.

Grundlegend erscheinen dabei alle jene Überlegungen, welche sich aus der Art der Verletzung, dem Unfallmechanismus und seinen Folgen ergeben, die nun im nächsten Abschnitt zu analysieren sind.

G. Verletzungsart, Unfallfolgen

I. Verletzungen des Thoraxskelets

1. Unfallmechanismus

Beim Unfallgeschehen ist die Verletzung des Brustkorbes eine resultierende aus verschiedenen Komponenten. In kurz zusammenfassender Form muß zunächst die Entstehung der *Rippenfrakturen* besprochen werden, weil nur die mechanischen Grundbedingungen die Obduktionsresultate verständlich erscheinen lassen.

a) An erster Stelle steht die Intensität oder das Ausmaß der Gewalteinwirkung. Aus der physikalischen Formel für die Massenbeschleunigung kann das Ausmaß der Wucht bei Verkehrsunfällen als besonders hoch berechnet werden. Dabei spielen Beschleunigungs- und Bremsvorgänge mit Anprall die größte Rolle (s. Aortenverletzungen S. 29).

b) Die Gewalteinwirkung kann weiters direkt, und zwar an umschriebener Stelle, erfolgen. Durch Auffallen auf einen harten Widerstand oder umgekehrt durch Auftreffen eines Gegenstandes brechen meist nur eine oder zwei Rippen. Wenn dabei eine besonders starke Gewalt zur Einwirkung kommt, können mehrere Rippen an zwei Stellen zugleich herausbrechen. Es bricht dann gewissermaßen ein Stück Brustwand heraus, wodurch schließlich die so gefürchtete paradoxe Atmung zustande kommt.

c) Die Gewalteinwirkung kann aber auch indirekte Folgen haben. Dies tritt besonders beim Zusammenpressen des Brustkorbes ein. Hier brechen dann die Rippen meist nicht an der Stelle der Gewalteinwirkung selbst, sondern an der Stelle der stärksten Konvexität ihrer Durchbiegung. In diese Gruppe gehören auch jene Mechanismen, die mit dem Ausdruck „Nußknacker-Mechanismus" erklärt wurden (MILLIGAN und FORD, P. HUBER). Ein indirektes Trauma schließlich erklärt auch jenen Mechanismus, der beim Zusammenrollen des Körpers die Sternumfrakturen und Brüche der Brustwirbelsäule erzeugt.

d) Große Bedeutung haben auch Zeitdauer und Frequenz der Gewalteinwirkung. Einerseits kann die Gewalteinwirkung kurzzeitig eintreten, andererseits kann es sich um mehrere kurze Stöße oder Gewalteinwirkungen in rascher Folge handeln, wenn z. B. ein Körper in einem fahrenden Personenkraftwagen gegen das Lenkrad geschleudert, wieder zurückgeworfen wird und dann mehrfach anschleudert; oder dadurch allein schon, daß ein Personenkraftwagen gegen eine Hausmauer anprallt und wieder zurückgeworfen wird. Auch die Zeitdauer der Gewalteinwirkung spielt eine große Rolle. Sie kann den Brustkorb langsam steigend treffen und dann, wenn sie eine gewisse Höhe erreicht hat, anhalten. Dies kommt vor allem bei Verschüttungen vor.

e) Ein weiteres Moment, das bei der Entstehung von Verletzungen des Brustkorbes beachtet werden muß, ist in der Richtung der Gewalteinwirkung zu sehen. Je nachdem, ob die Gewalteinwirkung frontal, seitlich oder tangential erfolgt, kommt es zu den entsprechenden Verformungen des Thorax und dabei zu Verletzungen, vornehmlich im Bereiche der Rippen.

f) Die Elastizität des Thorax spielt dabei eine besondere Rolle. Allgemein angenommen wird, daß ein jugendlicher Thorax auf Grund seiner Elastizität sich eher durchbiegen läßt und deshalb weniger Rippenfrakturen zustande kommen als bei einem alten, schon starren Thorax. Die Abb. 10 gibt nun kurz darüber Aufschluß. Es wurden hier in den einzelnen Dezennien alle Brustkorbverletzungen zusammengestellt und die Fälle mit Rippenfrakturen, dunkel gehalten, verzeichnet. Man erkennt, daß wohl im 1. Dezennium von 8 Brustkorbverletzungen 5 mit Rippenfrakturen verbunden waren, daß aber auch im 2. Dezennium unter 35 Brustkorbverletzungen 24 Verletzungen der Rippen vorkamen. Weiter zeigt sich, daß ungefähr ab dem 6. Dezennium nunmehr sämtliche Brustkorbverletzungen auch Rippenfrakturen aufwiesen. Wenn auch in jungen Dezennien ein nicht unbeträchtlich großer Prozentsatz schon

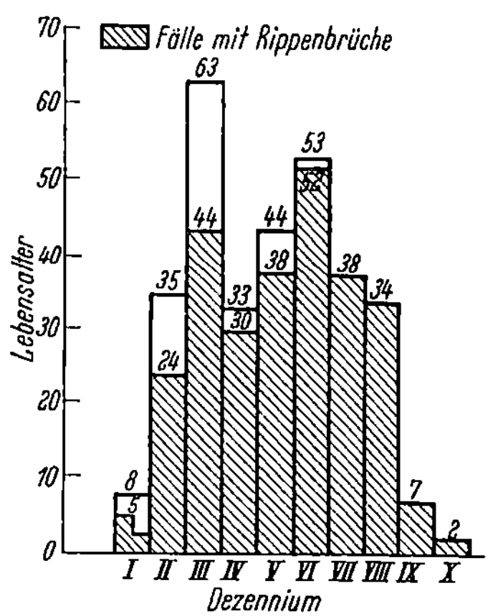

Abb. 10. Rippenbrüche

Rippenfrakturen zeigte, kann daraus der Schluß gezogen werden, daß es vom Ausmaß der Gewalteinwirkung abhängt, ob ein Rippenbruch zustande kommt und nicht unbedingt die Elastizität der Brustwand selbst als entscheidender Faktor herangezogen werden muß.

g) Der Zustand der Thoraxinnenorgane im Moment der Gewalteinwirkung spielt eine weitere bedeutende Rolle. So wird z. B. selbstverständlich die Aorta eines gealterten Menschen eher reißen als die eines Jugendlichen. Auch der Zustand bezüglich der Blutfüllung der Gefäße, der Atemexkursion der Lunge und des

Schlusses der Glottis im Augenblick der traumatischen Schädigung sind für das Zustandekommen schwerer zusätzlicher Schäden ebenfalls von hoher Bedeutung.

h) Schließlich müssen noch bestimmte anatomische Verhältnisse berücksichtigt werden. So kann unter Umständen im Bereich des Schultergürtels eine typische Verletzung dadurch entstehen, daß das Schlüsselbein die 1. Rippe abdrückt.

Aus den zunächst nur kurz angeführten Gründen ergibt sich nun die Verletzung des Thorax als außerordentlich komplexes Geschehen. Gerade bei Verkehrsunfällen ist es ziemlich schwierig, einzelne Teilursachen auseinanderzuhalten. Besonders bei Überfahrungen z. B. kann zuerst ein Stoß gegen die Brust erfolgen, dann kann der Körper anschließend zusammengepreßt und letztlich auch noch weggeschleudert werden. All dies ergibt die schweren, in früheren Zeiten so selten gesehenen Verletzungen.

Ein weiterer Schluß, der sich aus der Analyse des Verletzungsmechanismus ergibt, ist in der Tatsache zu sehen, daß es ziemlich gleichgültig ist, ob nun ein Körper mit einer großen Geschwindigkeit in einem Verkehrsmittel gegen ein feststehendes Hindernis geschleudert wird, oder ob er z. B. aus großer Höhe herunterfällt. Dies ergibt sich vor allem aus der nun anschließend zu erörternden statistischen Aufgliederung der Thoraxverletzungen, wie sie bei unserem Grundmaterial vorgefunden wurden.

2. Aufteilung der Thoraxskeletverletzungen
(Abb. 11)

Unter unseren 317 Obduktionen war das Thoraxskelet 281 mal verletzt. Dies entspricht einem Prozentsatz von 88,64%. Es fand sich also nur in 11,36% der Gesamtzahl keine Knochenverletzung im Bereiche des Thorax.

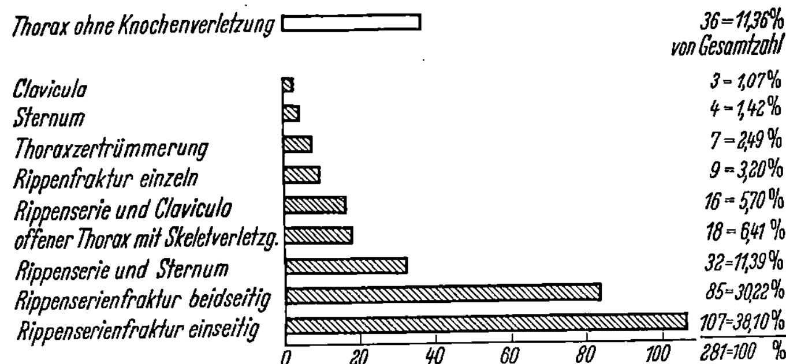

Abb. 11. Verletzungen des Thoraxskelets. Gesamtzahl 317 = 100%, 281 = 88,64%

An erster Stelle steht mit 107 Fällen oder 38% die einseitige Rippenserienfraktur, 18mal unter Einbeziehung der ersten Rippe. 14mal fanden sich Rippenstückbrüche.

In 85 Fällen oder 30,22% kam es zu beidseitigen Rippenserienbrüchen.

An 3. Stelle schließlich stehen Frakturen des Sternums, vergesellschaftet mit Rippenserienbrüchen (32 Fälle).

In 18 Fällen war das Thoraxskelet verletzt und der Brustraum eröffnet.

In 5,70% (16 Fälle), bezogen auf die Zahl der Thorax-Skeletverletzungen, war auch das Schlüsselbein verletzt und es lagen zusätzlich noch Rippenserienfrakturen vor. In einem Fall handelte es sich sogar um einen beiderseitigen Rippenserienbruch und um einen Bruch beider Schlüsselbeine. Ein 87jähriger Mann war angeblich über die Stiege gefallen und kurz nach seiner Einlieferung an der Klinik verstorben.

Neben den oben erwähnten Verletzungen lag ein Hämatothorax beiderseits sowie ein Pneumothorax rechts und ein Mediastinalemphysem vor.

Unter diesen 16 Fällen war es insgesamt 3mal zu einer Verrenkung im Sterno-Claviculargelenk gekommen, einmal davon doppelseitig. Es handelte sich um einen 23jährigen Mann, der in einem Stollen bei der Arbeit eingeklemmt und durch herunterstürzende Erdmassen sofort getötet worden war. Neben den Verletzungen, die schon beschrieben wurden, fanden sich außerdem noch Lungenquetschungen und eine Fettembolie. Der Tod ist wahrscheinlich durch Ersticken eingetreten. Dieser Fall kann als typisches Beispiel für den sogenannten „Nußknacker-Mechanismus" aufgefaßt werden.

Mit nur 9 Fällen sind einzelne Rippenfrakturen vertreten; ein einziger Fall mit isolierter Fraktur der 1. Rippe hatte zusätzlich eine Zerreißung der Arteria subclavia (s. unter Thoraxgefäße, S. 34). Weiter waren 5mal die 2. Rippe und je einmal die 5., 6. und 8. Rippe gebrochen.

Isolierte *Brustbeinbrüche* fanden wir in 4 Fällen. In einem davon war es auch zu einem Verrenkungsbruch des 6. Brustwirbels mit Querschnittslähmung gekommen. Die Verletzung war durch Sturz entstanden und typisch für den Verletzungsmechanismus eines gewaltsamen Abbiegens des Körpers. Die 3 anderen Verletzungen waren direkt beim Holzfällen durch Absturz bzw. durch Sturz mit dem Motorrad entstanden. Alle drei hatten zusätzlich Verletzungen des Herzens bzw. des Mediastinums.

Da das *Schlüsselbein* in enger Beziehung mit dem Skelet des Thorax steht, wurde es, obwohl zum Schultergürtel gehörend, bereits hier in unsere Betrachtungen einbezogen. Wir fanden 3 isolierte Verletzungen: In einem Fall ist es durch den Bruch des Schlüsselbeines zu einer Ruptur der Arteria subclavia und zu einem Plexusabriß gekommen (s. unter Thorax-Gefäßverletzungen, S. 34). In einem weiteren Fall waren beide Schlüsselbeine gebrochen und die Aorta verletzt, im 3. Fall war die Aorta nach nur linksseitigem Claviculabruch verletzt. Die Subclaviaverletzung entstand bei der Holzarbeit durch direktes Auftreffen eines Holzstammes, die beiden anderen Fälle waren nach Verkehrszusammenstößen entstanden.

Der Vollständigkeit halber sei noch erwähnt, daß es bei den oben geschilderten 281 Fällen von Thoraxskeletverletzungen 19mal zu einem Bruch der *Brustwirbelsäule* gekommen war: in 2 Fällen war neben dem Wirbelsäulenbruch auch noch eine Fraktur des Sternums festzustellen, in einem Fall fand sich neben Rippenserienbrüchen und Brustwirbelbruch auch noch ein Bruch des Schlüsselbeines. Schließlich waren die Brustwirbelsäulenbrüche in 16 Fällen mit Rippenserienfrakturen vergesellschaftet.

Der Bruch der 1. Rippe. 1886 fand LANE als erster den Bruch der 1. Rippe als Zufallsbefund bei einer Sektion (F. I. POWELL).

P. HUBER, der in einer zusammenfassenden Arbeit zu der Sonderstellung dieser Fraktur Stellung nimmt, bespricht besonders eingehend den Begriff der Spontanfraktur. Auch nach WAHL kann man diesen Ausdruck nicht ohne weiteres anwenden. Er kommt vielleicht daher, weil die isolierte Fraktur der 1. Rippe meist unbemerkt bleibt und ihrem Träger nur dann zu Bewußtsein kommt, wenn es zu Beschwerden und Komplikationen kommt. So hat z. B. J. R. VON RONNEN bei Schirmbilduntersuchungen von 90 040 Soldaten in 66 Fällen oder 0,073% sogenannte Spontanfrakturen der 1. Rippe gefunden. Er faßt sie als Ermüdungsbrüche durch schlecht koordinierte Muskelfunktion auf. B. BLASCHKE konnte an einer noch größeren Anzahl

2*

von Schirmbilduntersuchungen (262 196) 101 Veränderungen an der 1. Rippe erkennen. Nur in 24 Fällen ließen sich diese Veränderungen nach seiner Ansicht als Fraktur bezeichnen. Differentialdiagnostisch kommen für ihn neben den Überlastungsschäden auch noch Knochenerkrankungen, Entwicklungs- und Verknöcherungsanomalien in Frage. Auch er glaubt, daß es durch unkoordinierte Muskelkontraktur zum Bruch der 1. Rippe kommen kann. Interessant ist übrigens, daß er zum Unterschied von MINNE an der Leiche bei einer gewissen Schulterstellung durch direkten Druck auf das Schlüsselbein die 1. Rippe brechen konnte. S. AUBREY JENKINS berichtete über Spontanfrakturen beider ersten Rippen. Aus dem Schrifttum ließen sich 263 Fälle isolierter Brüche der 1. Rippe finden, nur in 17 Fällen waren beide gebrochen. Die meisten der Patienten hatten sich an keinen Unfall erinnern können. Es fiel auf, daß die Mehrzahl Männer im Alter unter 20 Jahren betrafen. Oft sei die Fraktur mit einer Pseudarthrose ausgeheilt, die keine Beschwerden verursachte. F. I. POWELL berichtet, daß ALDERSON schon 1944 an 55 451 Untersuchungen bei Männern in 35 Fällen eine Fraktur der 1. Rippe fand, nur 5 konnten sich an ein Trauma erinnern. HARTLEY schließt daraus, daß es sich um Ermüdungsbrüche handeln dürfte, er berichtet über 25 Fälle eigener Beobachtung, die alle Männer zwischen dem 18. und 25. Lebensjahr betroffen hatten. F. L. KRONENBERGER sah beidseitige isolierte Frakturen der 1. Rippe an zwei Schwestern, die schwere Kisten getragen hatten. Auch er bezeichnete dies, vielleicht nicht ganz richtig, als Ermüdungsbrüche.

In unserem Obduktionsmaterial fand sich nun *nur eine einzige isolierte Fraktur der 1. Rippe.* Diese hatte, wie schon erwähnt, zum Tod durch Verblutung aus der Arteria subclavia geführt (s. unter Thoraxgefäße S. 34). Unsere Untersuchungen über die Fraktur der 1. Rippe bestätigen allerdings mehrfach die Ansicht P. HUBERs, daß zweifellos die 1. Rippe wie die übrigen Rippen auch durch Thoraxkompressionen brechen kann. In unserem Obduktionsmaterial innerhalb der Serienrippenbrüche finden sich 66 Fälle, bei denen auch die 1. Rippe gebrochen war. Darunter ist ein Fall, bei dem neben der 1. Rippe auch das Schlüsselbein gebrochen war und ein weiterer mit zusätzlicher Sternumfraktur. Von diesen 66 Fällen waren 23 Fälle beidseitig gebrochen, in 4 Fällen war eine Rippenserienfraktur der einen Seite mit einer isolierten Fraktur der 1. Rippe der anderen Seite kombiniert. Auch diese Beobachtungen beschreibt schon P. HUBER und meint, der Erklärungsversuch von STOPPEL, daß „nach einer Serienfraktur der einen Seite das Sternum nach dieser Seite hinübersinke und dadurch eine Fraktur der 1. Rippe auf der anderen Seite zustande komme, wohl nicht recht befriedige. Man kann sich viel eher vorstellen, daß bei schweren Unfällen im Augenblick der verzweifelten Gegenwehr vielfache, über die gewöhnliche Kraftaufwendung hinausgehende, unkoordinierte Muskelkontraktionen erfolgen und solche die Entstehung von Rißfrakturen wohl zur Folge haben könnten". In unseren 4 Fällen war die Ursache 3mal schwerste Verkehrsunfälle: einmal Überfahrung und 2mal ein Zusammenstoß zwischen Motorrad, Fahrrad und Personen- bzw. Lastkraftwagen. Im vierten Fall handelte es sich um einen Sturz im alkoholisierten Zustand vom Heustock. Der Verletzte wurde erst am folgenden Morgen aufgefunden und ist etwa 24 Std. nach dem Unfall verstorben. Bei der Obduktion fand sich neben den Rippenfrakturen eine Lungenquetschung mit schwerem Lungenoedem sowie einem Emphysem der Brustwand und des Mediastinums.

II. Thoraxverletzungen ohne Skeletbeteiligung

1. Die Abb. 12 umfaßt nun 36 Fälle von Thoraxverletzungen, bei denen keine Skeletbeteiligung nachweisbar war. Auf das Gesamtobduktionsmaterial bezogen waren es 11,37%. Hier handelte es sich vorwiegend um Jugendliche (13 Fälle bis zum Ende des 2. Dezenniums). Im Vordergrund stehen selbstverständlich Verletzungen der Lunge und unter diesen 25mal Lungenquetschungen. Es folgen die Verletzungen des Herzens und dabei steht mit 8 Fällen die Herzquetschung im Vordergrund. Schließlich sind von besonderem Interesse noch 5 Todesfälle nach Verletzungen der Aorta. Die meisten der Verletzten gingen sofort an der

Unfallstelle oder während des Transportes zugrunde. Nur 4 Fälle kamen noch lebend in ein Krankenhaus und blieben bis zu einer Stunde, nur 2 Fälle länger als 6 Stunden, am Leben.

2. Wenn wir die *Unfallgeschehnisse* analysieren, stehen an erster Stelle wieder die Verkehrsunfälle. Nach der Art der Gewalteinwirkung aufgeschlüsselt, waren es in 16 Fällen, weitaus dem Großteil, Zusammenstöße. Mit 7 Fällen folgt dann der Sturz aus großer Höhe und in 5 Fällen waren die Verletzten nach Überfahrenwerden im Straßenverkehr zugrunde gegangen. Es folgen dann die Verschüttungen mit 3 Fällen, Schußverletzungen sowie unbekannter Unfallshergang lagen in je 2 Fällen vor. In einem Fall war der Tod auf einen Hufschlag gegen die Brust zurückzuführen, wobei nur eine Commotio cordis festgestellt werden konnte.

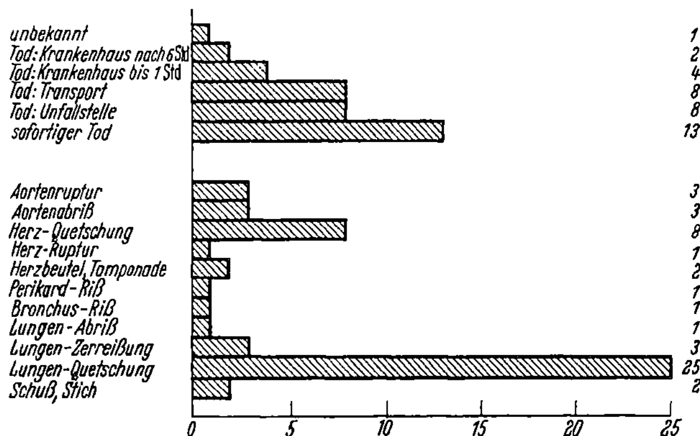

Abb. 12. Thoraxverletzung ohne Skeletbeteiligung. Überlebenszeit, 36 Fälle

3. Als *Todesursachen* bei diesen 36 Obduzierten muß an erster Stelle die Verblutung mit 8 Fällen angeführt werden. An zweiter Stelle folgt mit 7 Fällen der Tod nach einer Kombinationsverletzung. An dritter erst liegen die Verletzungen des Herzens mit 5 Fällen. Ebenso viele Todesfälle waren auf konkurrierende Verletzungen zurückzuführen, auf Grund eines Herzversagens gingen 4 weitere Verletzte zugrunde. In 3 Fällen trat der Tod infolge Erstickung ein, in 2 Fällen wurde als Todesursache eine Fettembolie gefunden und in weiteren 2 Fällen schließlich muß eine massive Aspiration bei bewußtlosen Patienten angeschuldigt werden.

Zusammenfassend läßt sich also sagen, daß es in dem nicht unbeträchtlichen Prozentsatz von 11,37% der gesamten Obduktionen ohne Verletzung des knöchernen Skelets zu letalen Ausgängen auf Grund von Brustkorbtraumen gekommen ist. Die einzelnen Verletzungen des Herzens, der Gefäße und der Lunge sollen noch gesondert besprochen werden.

III. Verletzungen der Lunge

Traumatische Veränderungen an der Lunge können zu verschiedenen pathologisch-anatomischen Substraten führen, die sich jedoch verständlicherweise alle in besonders hohem Ausmaß auf Atmung und Kreislauf auswirken. Dies trifft vor allem für den Hämatothorax, für den Spannungspneumothorax und für das Mediastinalemphysem zu. Davon abgesehen können stumpfe Brustkorbtraumen auch ohne Verletzung des knöchernen Skelets und ohne nachweisbare Lungenverletzung zu schweren Lungenödemen führen.

1. *Aufgliederung:* Die Abb. 13 zeigt eine Zusammenstellung der in unserem Obduktionsmaterial vorgefundenen verschiedenen Lungenverletzungen. Mit 44,48% steht die Quetschung im Vordergrund. Es folgt die Anspießung mit 42 Fällen, die direkte Lungenzerreißung mit 12,24% und mehrfache Lungenverletzungen mit 9,79%. In diese letzte Gruppe wurden alle jene Fälle gereiht, bei denen z. B. an verschiedenen Stellen Lungenanspießungen und Lungenquetschungen vorgelegen hatten. Unter 25 Fällen mit 10,22% sind andersgeartete Lungenveränderungen vermerkt, die in einem eigenen Absatz besprochen werden müssen. Schließlich fand sich noch in 2,85% ein vollkommener Lungenabriß. In 3 Fällen oder 1,22% war die Verletzung durch einen Schuß oder einen Stich bedingt. In 2 Fällen ließ sich eine vollkommene posttraumatische Atelektase eines Lungenflügels finden (s. S. 17). Insgesamt fanden sich bei unseren 317 Todesfällen nach Brustkorbtraumen 245 Fälle, das sind 77,29%, Verletzungen der Lunge.

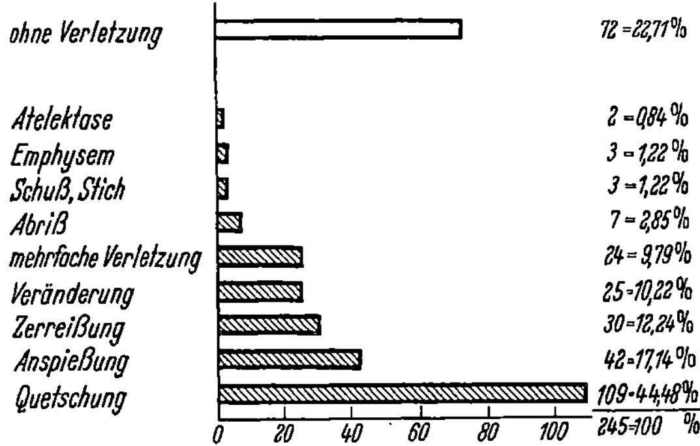

Abb. 13. Lungenveränderungen. Gesamtzahl 317 = 100%, 245 = 77,29%

2. *Tödliche Lungenblutungen:* Eingangs sei darauf hingewiesen, daß hier nur jene Lungenblutungen zusammengefaßt sind, die nicht aus der Arteria oder Vena pulmonalis stammten, weil diese ein gesondertes Problem darstellen und bei den Verletzungen der Thoraxgefäße behandelt werden sollen. Als weitere Einschränkung muß angeführt werden, daß es in vielen Fällen schwer zu entscheiden ist, ob der Tod nun tatsächlich allein auf Grund der Lungenblutung erfolgte, oder ob nicht Nebenverletzungen eine entscheidende Rolle gespielt haben. Meist sind so schwere Gewalteinwirkungen erfolgt, daß die Nebenverletzungen zumindest mitbestimmend am letalen Ausgang waren.

17 Fälle schwerer tödlicher Blutungen ließen sich finden. Das Ausmaß des Hämatothorax dabei war wie folgt: einseitig bis zu 500 cm³ (1 Fall), beidseitig insgesamt bis 500 cm³ (1 Fall), einseitig über 500 cm³ (8 Fälle), beidseitig über 500 cm³ (5 Fälle). In 2 Fällen war es zu einem ausgedehnten Hämatopneumothorax gekommen.

Wenn wir die Überlebenszeit der Patienten dieser Gruppe betrachten, so fällt auf, daß von 17 noch 10 das Krankenhaus zumindest lebend erreicht haben und daß von diesen immerhin 7 mehr als 6 Std. überlebten. 7 Verletzte sind allerdings noch an der Unfallstelle oder schon beim Transport verstorben.

2 Fälle erfordern besondere Erwähnung: ein 15jähriges Mädchen, das beim Einsteigen in einen Omnibus ausglitt und von diesem mitgeschleift wurde, verstarb am Transport von der Unfallstelle ins Spital. Die Obduktion ergab einen Rippenserienbruch links der 1. bis 4. Rippe, nicht weniger als 2½ Liter Blut waren im linken Brustraum zu finden; sie stammten aus einer ausgedehnten Lungenzerreißung rechts, links war es zu einem Pneumothorax gekommen. Der 2. Fall betrifft ein 3 Tage altes Kind, das von der Mutter am Morgen tot aufgefunden wurde. Die Obduktion zeigte subpleurale Lungenblutungen und einen Hämatothorax links von 60 cm³, wahrscheinlich nach einem Geburtstrauma. Die linke Lunge war kollabiert.

3. In der Abb. 13 wurden mit 10,22% insgesamt 25 Fälle unter der Sammelbezeichnung *Lungenveränderungen* erfaßt. Diese Veränderungen waren nicht unbedingt als Verletzungen einzuordnen. Sie teilen sich wie folgt auf: 13 Fälle von Lungenödem, 8 Fälle mit Pneumonien, 2 Fälle, bei denen ein Infarkt bzw. schon eine Infarktpneumonie vorlag. In je einem Fall wurde eine Tracheobronchitis sowie ein eitriger Erguß gefunden. Im folgenden soll die mögliche traumatische Genese dieser einzelnen Veränderungen besprochen werden.

a) *Das posttraumatische Lungenödem, posttraumatische Atelektase und Lungenkollaps.* — Auf der 73. Tagung der Deutschen Gesellschaft für Chirurgie befaßte sich ZENKER in einem ausführlichen Übersichtsreferat mit der Entstehung der obengenannten Veränderungen. In einer aufschlußreichen Abbildung legte er dar, daß Kontusionsherde in der Lunge den Ausgangspunkt für ein Lungenödem und eine sogenannte „feuchte Lunge" — ein Begriff, der von den Amerikanern geprägt wurde — bilden können. Er schreibt dann wörtlich:

„Für die Entwicklung des Lungenödems und von Atelektasen nach geschlossenen Brustkorbverletzungen spielt der Schmerz eine wichtige Rolle, sei es, daß er allein durch die Thoraxquetschung oder die Rippenfraktur bedingt wird. Der Schmerz stellt reflektorisch die verletzte Brustkorbhälfte teilweise oder vollständig ruhig und beeinträchtigt die Beweglichkeit des betreffenden Zwerchfelles. Hieraus ergibt sich zunächst eine Verminderung der Ventilation, die auf dem Weg über eine Hypoxie in mehr oder minder ausgedehnten Bezirken der Lunge zu einer Störung der Sauerstoffaufnahme und weiterhin zu einer Drosselung der Durchblutung, zu einer pulmonalen Hypertension, zu einer Erhöhung der Permeabilität der Capilaren und schließlich zu einem Lungenödem und zu Atelektasen führt" (s. Abb. 14).

Nach den Ausführungen ZENKERS wurde der Mechanismus dieser Regulationsstörung von Atmung und Kreislauf vor allem von DRINKER und WARREN (1943), HANIEL und CATE (1948), COURNAND (1950), JENSEN (1952), WOOD (1954) und anderen untersucht und weitgehend geklärt. Es scheinen demnach beim Zustandekommen eines posttraumatischen

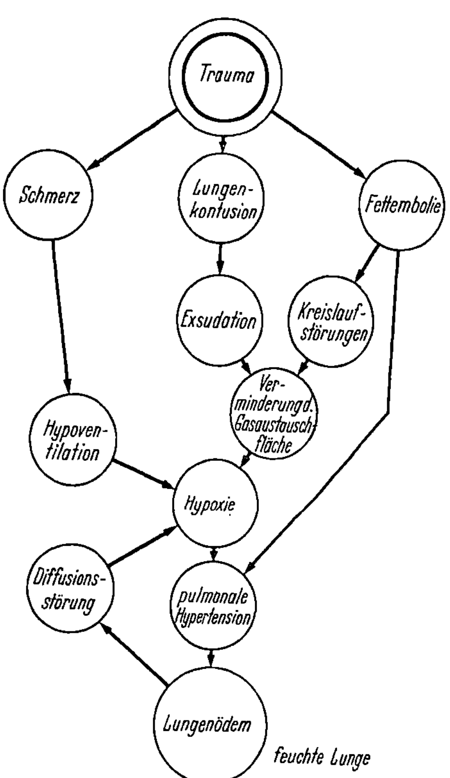

Abb. 14. Schema der Entwicklung des Lungenödems (feuchte Lunge) [nach ZENKER]

Lungenödems und von Atelektasen, Bronchospasmen, Vermehrung der Bronchialsekretion und Fettembolie der Lunge mitzuwirken, die bereits ZENKER am eigenen Krankengut bei der Hälfte aller Todesfälle nachweisen hatte können (s. S. 43).

CHRISTA FONTANA und LACHMUND beschäftigen sich in einer Arbeit mit dem posttraumatischen Lungenkollaps und bezeichnen ihn als Spiegelbild des Pneumothorax, weil es dabei zu einer starken Erhöhung des negativen Druckes in der Pleuralhöhle kommt. Die Ätiologie dieses Zustandsbildes ist noch nicht ganz geklärt. Es herrschen 14 verschiedene Theorien vor, die sich nach 3 Hauptgruppen ordnen lassen:

Die Bronchialverschluß- bzw. die Schleimpfropfentheorie besagt, daß nach Verlegung der Bronchien eine Absorption der Luft peripherwärts der Verschlußstelle zustande kommt und dadurch eine Erhöhung des negativen Druckes im Pleuralraum entsteht.

Eine zweite Gruppe von Theorien macht einen nervös-reflektorischen Mechanismus verantwortlich, der über eine aktive Kontraktion der glatten Lungenmuskelfasern wirksam wird.

Die dritte Hauptgruppe schließlich wird von der Meinung jener Autoren gebildet, die intermediäre Stoffwechselprodukte für die Erklärung des posttraumatischen Lungenkollapses heranzieht. H. MAJOR hat sich an der 73. Tagung der Deutschen Gesellschaft für Chirurgie in einem Referat mit dem posttraumatischen Lungenkollaps auseinandergesetzt. Neben der Bronchialverschluß-Theorie mit Resorptions-Atelektase brachte er besonders den sogenannten Lungenkrampf bzw. die Kontraktions-Atelektase nach STURM zur Sprache. Die Lunge wird dabei als ein neuromuskuläres Organ aufgefaßt, das aktiv Luft auspressen kann. WEBER hat demgegenüber 1950 auf dem Pathologenkongreß festgestellt, daß diese Meinung nicht ganz zutreffen kann, weil die Alveolaren keine Muskulatur besitzen. Nur im Bereiche der Bronchiolen kann ein Verschluß auf neuro-muskulärem Weg eintreten und sekundär durch Luftresorption eine Atelektase bedingen. Es handelt sich hier also wahrscheinlich immer um eine Resorptions- und nicht um Kontraktions-Atelektase.

Wenn wir nun unsere eigenen Fälle mit Lungenödemen näher untersuchen, so läßt sich dabei folgendes erheben:

α) Nur in 5 Fällen war ausschließlich eine Verletzung der Lunge, und zwar im Sinne von Quetschungen zu finden. In weiteren 2 Fällen lagen neben der Lungenverletzung noch Schädelbrüche, allerdings nicht schwerer Natur vor. 2 weitere Fälle hatten schwere cerebrale Verletzungen. In je einem Fall war es noch zusätzlich zu einem Riß der Aorta, bzw. in einem weiteren Fall zu einer Milzruptur gekommen. Hier war das Lungenödem erst nach einigen Tagen aufgetreten.

Man kann also zusammenfassend nur für 5 von 13 Fällen von posttraumatischen Lungenödemen das Vorliegen irgendwelcher Kontusionsherde in der Lunge verantwortlich machen, bei den anderen kamen noch wesentlich anders geartete, vielleicht cerebrale Mechanismen, in Frage.

β) Die Überlebenszeit dieser 13 Fälle betrug immerhin für 9 Patienten im Krankenhaus mehr als 9 Std., am längsten, nämlich 14 Tage, lebte ein Fall.

γ) Wie schon oben erwähnt wurde, meint insbesonderes ZENKER, daß beim Zustandekommen eines posttraumatischen Lungenödems unter anderem auch Fettembolien der Lunge mitwirken. In seinem Krankengut konnte dies bei der Hälfte aller Todesfälle nachgewiesen werden. In unserem Material fand sich bei den 13 Fällen 10mal Fettembolie, und zwar bezüglich der Intensität wie folgt: + pos. in einem Fall, + + pos. in 2 Fällen, + + + pos. in 5 Fällen und + + + + pos. in 2 Fällen. In weiteren Fällen fanden sich Spuren und nur in einem Fall konnte überhaupt kein Fett in der Lunge nachgewiesen werden. Es kann daher jetzt schon auf die große Bedeutung der Fettembolie gerade bei Verletzungen des Brustkorbes hingewiesen werden (s. S. 43).

b) *Die posttraumatische Pneumonie — „Kontusionspneumonie"*. In einer Arbeit von B. LÖHR und E. SODER wird die sogenannte *Kontusionspneumonie* besonders ausführlich diskutiert. Nach der Ansicht vieler Autoren ist es noch keineswegs erwiesen, daß sich auf Grund eines Thoraxtraumas eine entzündliche Lungeninfiltration entwickeln kann (W. KAULBACH und F. GÓMEZ-FERRER, STÖRMER, KÜLBS). LÖHR und SODER fanden nun am Krankengut der Chirugischen Universitätsklinik Heidelberg in etwa 60% aller Thoraxkontusionen die Komplikation der sogenannten „Kontusionspneumonie". Meist schon am 2. oder 3. Tag nach dem Unfall kommt es zu Schmerzen, Atemnot, oft zu einem geringen blutigen Auswurf und zu einer typischen Temperatursteigerung. Im Röntgenbild ist dann noch so gut wie niemals ein verwertbarer Befund zu erheben. In wenigen Tagen gehen die Beschwerden wie auch die Temperaturen von selbst zurück und die „Kontusionspneumonie" ist überstanden. Sie beginnt also nach Beobachtung dieser Autoren oft schon am Tag nach dem Unfall, während die echte Bronchopneumonie frühestens um den 4. Tag nach dem Unfall aufzutreten pflegt. Als weiterer Unterschied wurde von den Autoren festgestellt, daß die Kontusionspneumonie keinesfalls durch Antibiotica beeinflußt werden kann. Es ist also nicht vorstellbar, daß sie als Entzündung auf Grund von Keimen auftritt, und es wird deshalb von den Autoren vorgeschlagen, nicht mehr von Kontusionspneumonie zu sprechen, sondern das ganze Krankheitsbild als „Kontusionssyndrom" zu bezeichnen. Seine Bedeutung liegt vor allem bei älteren Kranken darin, daß es leicht zur *echten Pneumonie* überleiten kann.

Unter unseren Obduktionsfällen fand sich nun 8mal eine Pneumonie mit einem Verlauf, der den Darlegungen der erwähnten Autoren entsprach.

α) Es handelte sich dabei durchwegs um Patienten höheren Alters. Das Durchschnittsalter war 78 Jahre. Der jüngste Verletzte 68, der älteste 95 Jahre.

β) Alle Verletzten hatten schwere Thoraxtraumen mit Rippenserienbrüchen erlitten, in 3 Fällen fanden sich zusätzlich auch Verletzungen der Lunge. 3 weitere Fälle hatten allerdings auch Schädeltraumen erlitten, die aber nicht als absolut tödlich bezeichnet werden mußten.

γ) Durchschnittlich überlebten die Verletzten 6 bis 7 Tage. Dabei verstarb nur ein Fall schon am ersten Tag kurz nach der Einlieferung. Es handelt sich um eine 95jährige Frau, die aus dem 2. Stock gestürzt war und 2 Std. überlebte. Es fanden sich Rippenserienfrakturen beiderseits, teilweise doppelt, ein Hämatothorax, Anspießungen der Lunge und eine Pneumonie. Da sich auch Erfrierungen an beiden Beinen fanden, ist wohl anzunehmen, daß die aus ärmlichen Verhältnissen stammende, alleinstehende Frau die Pneumonie schon vor dem Unfall hatte und wahrscheinlich gerade infolge ihrer Erkrankung in einem Verwirrtheitszustand aus dem Fenster gefallen ist. Alle anderen Patienten lebten länger als 3 Tage.

Abschließend ist zu sagen, daß wohl echte Pneumonien nach Thoraxtraumen als Unfallfolge auftreten können, aber nicht unbedingt zu den sogenannten Kontusionspneumonien gerechnet werden können.

c) *Lungeninfarkt bei Thoraxverletzungen.* Es ist vielleicht auffallend, daß unter unseren 317 Obduktionsfällen nur 2mal *Lungeninfarkte* gefunden werden konnten. Dies entspricht einem Prozentsatz von nur 0,62%, bezogen auf die Gesamtzahl. Der erste Fall betrifft einen 75jährigen Mann, der in einen Bach gestürzt war. Er ist erst 2 Tage später wegen schlechten Allgemeinzustandes und Kreislaufversagens in ein Krankenhaus gekommen. 10 Tage nach dem Unfall ging er an einer massiven Lungenembolie nach Infarktpneumonie zugrunde. Es fand sich ein Bruch der 5. bis 11. Rippe links und eine Fettembolie in Spuren. Der 2. Fall betrifft einen 76jährigen Mann, der als Fußgänger von einem Personenkraftwagen angefahren wurde. 4 Tage nach dem Unfall erfolgte der Exitus und die Obduktion ergab eine Infarktpneumonie. Daneben wurden noch ein Pneumothorax links, ein Hämatothorax links mit 300 cm³ Blut, Rippenserienfrakturen sowie eine Durchspießung der Thoraxwand, Anspießungen der Lunge und ein Emphysem der Brustwand gefunden. Der Fettembolietest war + positiv.

IV. Verletzungen des Herzens

1. Entstehungsmechanismus

In unserem Obduktionsmaterial (Abb. 15) fanden sich 70 Fälle, bei denen eine *Verletzung des Herzens* nachzuweisen war. Dies entspricht einem Prozentsatz von 22,08%. 8 Fälle waren durch Schuß oder Stich entstanden, sind also penetrierenden Traumen anzulasten. Wenn man sie außer Betracht läßt, finden sich aber immer noch 19,62% von Herzverletzungen infolge stumpfer Brustkorbtraumen. Diese Ziffer deckt sich ungefähr mit den in der Literatur angegebenen. So fand etwa auch H. MEESSEN bei gerichtlich sezierten Leichen eine Herzbeteiligung in 18 bis 26%. Die traumatischen Rupturen des Herzens liegen aus anatomischen Gründen (schwache Muskelwand) vorwiegend rechtsseitig.

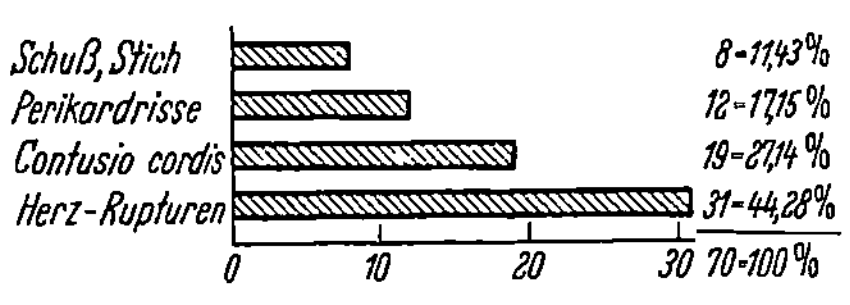

Abb. 15. Herzverletzungen.
Gesamtzahl 317 = 100%, 70 = 22,08%

Die *Einteilung der stumpfen Herzverletzungen* kann nach F. GROSSE-BROCKHOFF auf Grund ihres Entstehungsmechanismus erfolgen:

a) Schlag- und Stoßwirkung eines festen Gegenstandes gegen den Brustkorb mit Prellung des Herzens;

b) Hydraulische Sprengwirkung;

c) sogenannte Druckstoß-Verletzung bei Explosionen und Detonationen und

d) Beschleunigungswirkungen infolge abrupter Geschwindigkeitsänderung.

In großen Zügen deckt sich diese Einteilung auch mit der Ansicht anderer Autoren, weshalb wir sie für die folgende Erörterung beibehalten haben.

Zu a). Schlag- oder Stoßwirkung eines festen Gegenstandes gegen den Brustkorb kann in Form von Prellungen des Herzens zu Peri-, Epi- und Myokardverletzungen führen. Dabei stellt die Brustwand den Stoßüberträger dar. Die Verletzung des Herzens hängt dann noch von verschiedenen weiteren Faktoren ab. Doch hängt es zunächst von der Elastizität des Brustwandskeletes ab, wieviel Energie der Stoßkraft bereits von ihr abgefangen wird. Im Schrifttum begegnet man immer wieder der Behauptung, daß bei einem Stoß gegen die Brust häufiger Jugendliche am Herzen verletzt werden als ältere Personen. Bei älteren Personen scheint die Stoßenergie weitgehendst durch die Erzeugung von Rippenfrakturen aufgebraucht zu werden. Das Herz selbst wird durch die Deformierung der Brustwand mehr oder weniger stark direkt geprellt, und zwar hauptsächlich an jenen Stellen, die der Brustwand unmittelbar anliegen. Wenn die Gewalt noch stärker ist, kann es überdies zu einer Schleuderbewegung des Herzens nach rückwärts kommen und eine Kontusion an der Hinterwand auftreten.

Zu b). Die hydraulische Sprengwirkung entsteht in Fällen, bei denen der Energieverlust des Stoßes sehr klein bleibt und sich die Druckwelle über die Herzwand bis in den blutgefüllten Innenraum fortpflanzen kann. Als Folge solcher plötzlicher Druckerhöhungen im Herzen, das mit inkompressibler Flüssigkeit gefüllt ist, entstehen vornehmlich Rupturen an Klappen und Sehnenfäden oder Platzrupturen großer Gefäße. Auch Vorhöfe und Kammern können so eröffnet werden. Die hydraulische Sprengwirkung kann auch dann eintreten, wenn das Herz zwischen Thorax-

vorder- und -hinterwand zusammengepreßt wird, wie es z. B. bei Verschüttet- und Überfahrenwerden der Fall ist.

Zu c). Beim Auftreten eines Druckstoßes auf den Brustkorb, wie sie bei Detonationen und Explosionen entstehen, kommen in der Hauptsache Lungenzerreißungen zustande. F. GROSSE-BROCKHOFF und andere Autoren fanden dabei auch zusätzliche Schäden am Herzen:

α) Durch Zerreißung von Lungenvenen sind Luftembolien in den Coronargefäßen möglich (BENZINGER, RÖSSLE, DESAGA, AMANN, BOLZE und SCHÄFER).

β) Das Herz wird im Sinne einer Commotio cordis oder einer Contusio cordis geschädigt.

γ) Es entstehen Abrisse der großen Gefäße, in erster Linie durch Schleudermechanismus.

Zu d). Die Beschleunigungswirkung infolge abrupter Geschwindigkeitsänderung führt in der Hauptsache zu Kontusionen, Perikardrissen. Auch Gefäßabrisse und Abrisse von Sehnenfäden, Klappenrupturen, Wandrupturen sind möglich und schließlich wird gelegentlich eine hydraulische Sprengwirkung ausgelöst (s. S. 20).

Praktisch kommen die oben geschilderten einzelnen Entstehungsmechanismen nicht immer nur isoliert vor. Wahrscheinlich wirken sie wechselweise zusammen und so kann es z.B. schon durch einen Stoß auf die Brust, wie bei den Lenkradverletzungen, auch zu einer Schleuderbewegung des Herzens und zu einer hydraulischen Sprengwirkung kommen. Gerade bei Verkehrsunfällen wirken sicher immer mehrere Faktoren zusammen, die nicht ohne weiteres getrennt werden können.

2. Aufgliederung

Unser eigenes Material an Herzverletzungen zeigt nun die Abb. 15. Es kamen 8 Stich- bzw. Schußverletzungen vor. Bei den stumpfen Gewalteinwirkungen sind in 31 Fällen Herzrupturen, in 19 Fällen Kontusionen und in 12 Fällen isolierte Perikardrisse zu finden gewesen.

a) Herzrupturen: O. SKALA unterscheidet nach der Art der Gewalteinwirkung 3 verschiedene Formen der Rupturen:

α) *Die Quetschungsruptur* entsteht durch plötzliche Einengung des Brustraumes, meist von vorne her. Dadurch wird der Raum zwischen Brustwand und Wirbelsäule verengt und im allgemeinen die linke Herzkammer am stärksten betroffen.

β) Bei der *Zerrungsruptur* wirkt die Gewalt seitlich auf den Brustkorb ein. Dabei kommt es zu einer Verlagerung des Herzens nach links oder rechts und die Fixationspunkte im Bereiche der Herzkrone sind einer heftigen Zerrung ausgesetzt. So entstehen Risse vorwiegend an der Basis der Herzohren an der Vorhofkammergrenze und an der Basis der Zipfelklappen.

γ) *Berstungsrupturen* betreffen vor allem die rechte Herzhälfte durch Einwirken der Gewalt auf das bluterfüllte Herz. Auch geringere Gewalteinwirkungen können über diesen Mechanismus zu Zerreißungen führen, wenn sie auf Herzabschnitte im Zustand der Diastole treffen.

Diese Einteilung deckt sich weitgehend mit der von F. GROSSE-BROCKHOFF und wurde auch für die Aufgliederung unserer eigenen 31 Fälle zugrunde gelegt.

Schwerste Zerreißung bzw. Zertrümmerung des Herzens: 6 Fälle. Es handelte sich bis auf einen Fall immer um Zugüberfahrungen mit schwersten Nebenverletzungen und schwersten Verletzungen der knöchernen Brustwand. Nur in einem Fall handelte es sich um Herausgeschleudertwerden aus einem fahrenden Personenkraftwagen. In allen Fällen war der Tod sofort eingetreten.

Zu Verletzungen der *Kammerscheidewandmuskulatur* kam es in 2 Fällen. Beide wahrscheinlich durch hydraulische Sprengwirkung. Der erste Fall betrifft einen 29jährigen Mann (Prot. Nr. 306/1955), der beim Abholzen von Stämmen erdrückt wurde. Er erlitt eine Zerreißung der Brustschlagader und einen Riß der Kammerscheidewand. Am Brustkorb selbst fand sich nur ein Bruch der 2. Rippe links, unter der eine geringe Quetschung an der linken Lunge lag. Es handelt sich also um einen jungen Mann, bei dem das knöcherne Thoraxskelet nur wenig verletzt war und bei dem es sicherlich auf Grund der Elastizität des Brustkorbes zu diesen schweren tödlichen Verletzungen gekommen ist.

Fall 2 betrifft einen 32jährigen Mann (Prot. Nr. 450/1955), der unter einem umstürzenden Jeep begraben wurde. Er überlebte noch 3 Std. bei vollem Bewußtsein. Als Todesursache fand sich eine Zerreißung der linken Lungenschlagader, ausgedehnte Rippenserienbrüche links und rechts und ein Riß in der Kammerscheidewandmuskulatur. Auch hier dürfte neben dem direkten Stoßmechanismus die Einwirkung einer hydraulischen Sprengwirkung vorliegen.

Zerreißung der Vorhofscheidewand fand sich in 2 Fällen. Im ersten lag Tod durch Überfahrenwerden durch Personenkraftwagen vor. Im zweiten Fall war ein Personenkraftwagen gegen eine Hauswand gestoßen. Beide Fälle hatten ausgedehnte Schädelzertrümmerungen, die den Tod an und für sich sofort herbeigeführt haben dürften. Neben den oben beschriebenen Herzverletzungen fand sich einmal noch eine Ruptur an der Kammerwand und im anderen Fall noch ein Einriß der Vena cava superior. In beiden Fällen waren auch Rippenserienbrüche entstanden.

Verletzungen des Vorhofes: Dieser Befund ließ sich dreimal nach Straßenverkehrsunfällen erheben, und zwar zweimal nach Überfahren und einmal durch Steuerradverletzung. Es waren jeweils schwere Serienrippenbrüche und sonstige Nebenverletzungen festzustellen. Bei einem Patienten, der einer Überfahrung zum Opfer fiel, ist es auch noch zu einem Riß der Lungenarterie gekommen. Bei der Steuerradverletzung war ein Einriß der unteren Hohlvene entstanden. Wie dies auch von H. MEESSEN beschrieben wurde, sind derartige Verletzungen durch scharfes Bremsen und die dadurch entstehende plötzliche Verzögerung zu erklären.

Rupturen der Herzkammer: Diesen Befund konnten wir 18mal feststellen. Vorwegzunehmen ist, daß nur ein einziger Verletzter das Krankenhaus noch lebend erreicht hat, dort allerdings 10 min später, insgesamt etwa 30 min nach dem Unfall, verstarb. Es fanden sich Rippenserienfrakturen beiderseits, Anspießungen und Quetschungen an beiden Lungen, Zerrungen am Lungenstiel, ein Hämatothorax beiderseits von etwa 450 cm³, weiter stellten wir eine inkomplette traumatische Ruptur der rechten Herzkammer an der Innenfläche fest. Als Nebenverletzung zeigte sich noch ein Schädelbasisbruch, der für den raschen Tod allerdings nicht verantwortlich gemacht werden kann.

Bei den bereits vor Erreichung eines Spitals Verstorbenen zeigte sich zweimal keine Rippenfraktur. In beiden Fällen handelte es sich um Jugendliche, und zwar im Alter von 20 bzw. 18 Jahren (Prot. Nr. 109/1959 und 157/1957). Im ersten Fall entstanden die Verletzungen durch Absturz im Gebirge. Die Ruptur lag in der linken Kammerwand; nur oberflächliche Lungenquetschungen waren vorhanden. Im 2. Fall war ein 18jähriger von einem Personenkraftwagen überfahren worden. Neben der Kammerruptur konnte eine Zerreißung des Perikards und eine Abquetschung des Hauptbronchus gesehen werden. Während im ersten Fall in der Hauptsache Beschleunigungs- und Bremsvorgänge für das Zustandekommen der Verletzung verantwortlich sein dürften und nur zusätzlich auch eine hydraulische Komponente, muß es sich im letzteren Fall in der Hauptsache um eine hydraulische Sprengwirkung gehandelt haben. 13 weitere Patienten kamen durch Verkehrsunfälle zu Schaden. Meist waren es Zusammenstöße, seltener Überfahrungen. Bei den Zusammenstößen spielt die Steuerradverletzung eine ausschlaggebende Rolle. Nur 2 Fälle erlitten ihre tödlichen Verletzungen infolge Sturzes aus großer Höhe. Ein weiterer betraf einen 17jährigen, der in eine Seilwinde geraten und sofort getötet worden war (Prot. Nr. 248/1956). Auch hier war die Skeletverletzung minimal und bestand aus einer Fraktur der 6. Rippe. Trotzdem hatte eine Kammerruptur und Herzbeuteltamponade den Tod bewirkt. Der letzte Fall dieser Gruppe schließlich betraf einen 59jährigen Mann, der bei einem Personenkraftwagen-Zusammenstoß wahrscheinlich durch sein Lenkrad verletzt worden war. Bei ihm fand sich eine Anspießung des Herzens durch eine nach innen durchgebrochene Rippe. Derartige Verletzungen sind von K. L. MÜLLER und anderen beschrieben worden, müssen aber als außerordentlich selten gewertet werden.

b) Contusio und Commotio cordis: Dieser Befund ließ sich bei 19 Fällen erheben.

H. MEESSEN, W. HADORN und A. TILLMANN, NORDMANN sowie HEDINGER haben sich ziemlich gleichlautend für eine strenge Unterscheidung von Commotio und Contusio cordis ausgesprochen. Der Begriff einer Commotio cordis sollte analog den spurenlosen Veränderungen bei der Commotio cerebri nur den rein funktionellen Störungen der Herztätigkeit vorbehalten bleiben. Hier kann allerdings der Einwand nicht verschwiegen werden, daß für das Gebiet der Commotio cordis keineswegs so zahlreiche und einwandfreie Beobachtungen mit negativem pathologisch-anatomischem Untersuchungsergebnis vorliegen, wie für das Zentralnervensystem bei der Commotio cerebri.

Unter unseren 19 Fällen sind 4 mit der Diagnose einer Commotio cordis anzuführen. Es fanden sich bei ihnen als Zeichen der Gewalteinwirkung geringgradige Veränderungen nach Prellung des Brustkorbes und spurweise Veränderungen am Herzen. Damit wäre eigentlich nach der obigen Definition schon eine Contusio cordis anzunehmen, doch waren die gefundenen Läsionen so geringer Natur, daß man keinen irreversiblen Prozeß annehmen und an eine Commotio, also eine Erschütterung des Herzens denken mußte. Dafür charakteristisch ist besonders Fall 1, der ein 4jähriges Mädchen betraf (Prot. Nr. 133/1955), welches von einem Hufschlag gegen die Brust getroffen wurde. Es lief danach noch ins Haus und brach dort tot zusammen. Bei der Obduktion zeigten sich keine Zeichen einer äußeren Gewalteinwirkung, vor allem keine Rippenfrakturen. Nur ganz vereinzelte subpleurale und geringe punktförmige Blutungen sowohl am Lungenstiel als auch an der Herzkrone waren für den Ausgang verantwortlich zu machen. Die 3 anderen Fälle mit der Diagnose Commotio cordis hatten als Unfallereignis Überfahrenwerden, Unfall beim Holzen und Absturz aus 2 m Höhe. 2 davon waren sofort tot; ein einziger Fall, der einen 53jährigen Mann betraf, hat noch einen Tag im Krankenhaus überlebt. Die Obduktion zeigte eine traumatische Zwerchfellhernie, einen Pneumothorax links und vereinzelt subendokardiale Blutungen geringen Ausmaßes. Er war unter den Zeichen eines Herz- und Kreislaufversagens zugrunde gegangen. Unter diesen 4 Fällen von Commotio cordis findet sich auch ein 21jähriger, bei dem es zu keiner Rippenfraktur gekommen war.

Die verbleibenden 15 Fälle von Contusio cordis zeigten zum Teil schwere Quetschungen und Blutungen im Bereiche des Peri-, Epi- oder Myokards, für die eine echte Funktionsstörung des Herzens ohne weiteres verständlich erschien.

Überlebenszeit der Contusio cordis: 4 Fälle erreichten das Krankenhaus noch lebend. Ein 64jähriger Mann (Prot. Nr. 379/1958) ist an einem kompletten Aortenabriß am Operationstisch verstorben. Ein 22jähriger (Prot. Nr. 256/1958), der bei einem Zusammenstoß mit seinem Motorrad verletzt worden war, hat ca. 2 Std. überlebt. Auch bei ihm fand sich keine Rippenfraktur, doch besonders ausgedehnte subendokardiale und subepikardiale Blutungen am Herzen. Daneben waren Leber- und Milzrisse und mehrere Skeletverletzungen vorhanden. Ein 19jähriger (Prot. Nr. 253/1956), der an einer schweren Hirnkontusion zugrunde ging, zeigte schwere Blutungen am Epi- und Perikard. Auch hier war nur eine Rippe gebrochen. Schließlich ist ein 28jähriger Mann nach einem Tag Krankenhausaufenthalt verstorben. Er hatte einen Querriß am Aortenbogen, daneben noch Blutungen am Perikard. Bei ihm fanden sich Serienrippenbrüche beiderseits.

Es muß demnach besonders darauf hingewiesen werden, daß gerade bei Jugendlichen eine Herzverletzung vorkommen kann, auch wenn der Brustkorb nicht sicher verletzt ist. Dies fand sich auch noch in 3 weiteren Fällen bei Contusio cordis. Dabei erscheint der Unfall eines 5jährigen Mädchens (Prot. Nr. 441/1955), das in einen Personenkraftwagen gelaufen und sofort tot war, bemerkenswert. Die Obduktion zeigte kräftige subendocardiale Blutungen und Quetschungen im hinteren Herzabschnitt. Ähnliche Befunde ergaben sich bei einem 18jährigen und einem 17jährigen Jungen, die nach einem Verkehrsunfall bzw. einem Absturz starben; allerdings standen jeweils schwere Hirnkontusionen im Vordergrund. In diesem Zusammenhang ist besonders auf die schon oben zitierte Arbeit von O. SKALA hinzuweisen, der über einen Fall von völliger Abquetschung der linken Herzhälfte berichtete, welche bei einem 20jährigen entstand, der zwischen Puffern von Kesselwagen ein-

geklemmt worden war und bei dem ebenfalls an der Brustwand keine Verletzungs-
zeichen gefunden werden konnten.

c) Verletzung einer Coronararterie: Nach F. GROSSE-BROCKHOFF und anderen
Autoren kann nicht genug mit Nachdruck betont werden, daß die unmittelbare Verletzung der Coronargefäße bzw. die unmittelbare Entstehung der Coronarthrombose
durch äußere stumpfe Gewalteinwirkung ein sehr seltenes Ereignis ist. Es ist auch
bei tierexperimentellen Untersuchungen bisher noch nie gelungen, eine Coronarthrombose durch Stoßwirkung auf das Herz zu erzeugen. Verletzungen mit konse-
kutiver Coronarthrombose können sich aber zweifellos als Folge einer Contusio
cordis entwickeln (WHITE, HEDINGER, HALLERMANN).

Ein derartiges Ereignis fand sich bei einem 20 Jahre alten Mann (Prot. Nr. 176/
1958), der als Motorradfahrer beim Überholen gestürzt war. Er hatte in einem auswärtigen Krankenhaus noch 7 Std. überlebt. Bei der Einlieferung dort war er schok-
kiert, jedoch nicht bewußtlos gewesen. Seine Pulsfrequenz wurde innerhalb kurzer
Zeit langsamer, der Blutdruck sank und unter den Zeichen eines Herz- und Kreislaufversagens kam er ad exitum. Bei der Obduktion zeigten sich keine Rippenfrakturen, worauf in diesem Zusammenhang wieder besonders hingewiesen werden soll,
hingegen waren subpleurale Blutungen und geringfügige Lungenquetschungen vorhanden. Weiter zeigte sich ein vollständiger Querriß der rechten Kranzarterie, die
durch einen frischen Thrombus verschlossen war. Mehrere frische Intimarisse im
Gefäßverlauf ergänzten das Bild der direkten traumatischen Schädigung.

d) Perikardverletzungen: Nach E. DERRA sind Perikardverletzungen ein häufige-
res Ereignis, sie werden aber nur selten diagnostiziert (PRATT, STERN). In unserem
Obduktionsmaterial finden sich insgesamt 12 isolierte Perikardverletzungen. Die
meisten von ihnen wurden wohl wegen der schweren Nebenverletzungen nicht erkannt. W. DEBRUNNER, der in einer ausführlichen Arbeit die Morphologie, Physiologie und Klinik des menschlichen Herzbeutels behandelt, stellt fest, daß sich bei einem
Innendruckwert des Herzbeutels über 20 mm Hg eine zunehmende Dehnungskom-
ponente geltend macht. Selbst nach Entlastung wird der Ausgangszustand nicht
mehr ganz erreicht. Seine Untersuchungen zeigen, daß bei einem Innendruck von
nahezu 150 mm Hg die absolute Dehnbarkeitsgrenze erreicht ist. Dies erklärt bis zu
einem gewissen Grad die Entstehung von Perikardrissen. Sie sind in der Hauptsache
Folge von entsprechend schweren Schlag- und Stoßwirkungen, wie sie vor allem
bei abrupten Geschwindigkeitsänderungen entstehen können. Allerdings kommt es
dabei auch nicht selten zusätzlich zu Gefäßverletzungen oder Abrissen, wie sich aus
unseren untersuchten Fällen ergibt: Bei insgesamt 12 Fällen mit schweren Perikardrissen war 3mal die Aorta abgetrennt bzw. eröffnet, 2mal war es zu Rissen der
Vena cava inferior und einmal zum Riß der Vena cava superior gekommen.

Der Unfallhergang dieser Perikardrisse war bei 9 Fällen auf den Straßenverkehr
und 3mal durch Abstürze aus großer Höhe zu beziehen. Es lag also immer als mitbestimmende Komponente eine abrupte Geschwindigkeitsveränderung vor.

Was die *Überlebenszeit* anbelangt, so haben von unseren 12 Patienten mit Perikardrissen nur 4 das Krankenhaus lebend erreicht. Ein Verletzter ist 5 min nach
der Einlieferung verstorben. Er hatte außerdem schwere Eingeweideverletzungen
mit Zerreißungen und daneben auch noch Quetschungen beider Lungen erlitten.
Ein weiterer Verletzter (Prot. Nr. 57/1960) hat 3 Std. im Krankenhaus überlebt.
Nach einem Frontalzusammenstoß mit Lenkradverletzung waren ausgedehnte
Frakturen im Bereiche des Thorax und ein breiter Herzbeutelriß sowie eine Lungenzerreißung entstanden. Die zwei weiteren Fälle sind nach einem Tag bzw. nach
3 Tagen an schweren Schädelverletzungen zugrunde gegangen, so daß der Perikard-
riß allein nicht unmittelbar und immer als tödliche Verletzung angesehen werden
muß.

Penetrierende Herzverletzungen: Der Vollständigkeit halber seien auch unsere
8 Fälle derartiger Herzverletzungen erwähnt. Nur ein einziger hat das Krankenhaus
lebend erreicht. Es handelt sich um einen 53jährigen Mann, der sich in Suicidabsicht
selbst einen Herzstich beibrachte (Prot. Nr. 217/1956). An unserer Klinik wurde die
Herznaht sofort vorgenommen, die Naht erwies sich als undicht und es kam 6 Std.
später zum Exitus letalis.

3. Zusammenfassung

1. Unter 317 Obduktionen mit Brustkorbtraumen sind 19,62% zu finden, die Zeichen einer stumpfen Verletzung des Herzens aufwiesen. Diese nicht unbeträchtlich hohe Zahl entspricht den in der Literatur angegebenen Punktwerten.

2. *Überlebenszeiten:* Von insgesamt 70 Fällen mit Herzverletzungen erreichten 13 das Krankenhaus lebend. Ein Verletzter starb etwa 15 min nach der Einlieferung, 8 weitere innerhalb der ersten 6 Std. Von den restlichen 4 Verletzten ging einer nach 2 Tagen, die 3 anderen jeweils nach einem Tag zugrunde. Die verhältnismäßig lange Zeit überlebenden Patienten hatten allerdings zusätzlich schwere Verletzungen, die für sich allein ebenfalls den Tod herbeigeführt hätten. So fanden sich Gefäß-abrisse (Aorta, Lungenarterie in 3 Fällen), ausgedehnte Hirnverletzungen (2 Fälle) und schwere Lungenverletzungen.

3. *Herzverletzung und Rippenfraktur:* Unter unseren 70 Fällen fand sich 13mal keine Fraktur im Bereiche des Thoraxskelets. Ein Verletzter muß allerdings ausgeschieden werden, da es sich um einen Schuß gehandelt hatte. Die in der Literatur wiederholt angeführte Tatsache, daß besonders bei Jugendlichen durch stumpfe Gewalt Verletzungen des Herzens auftreten können, weil der Brustkorb noch elastisch ist und die Stoßenergie nicht durch Verletzung von Rippen oder des Brustbeines vermindert wird, kann aus unserem Material einwandfrei belegt werden, da 12 Verletzten ohne Thoraxskeletveränderungen mit einem Durchschnittsalter von 21 Jahren nur ein Fall mit 54 Jahren gegenübersteht. In weiteren 3 jugendlichen Fällen war nur die Bagatellverletzung einer einzelnen Rippenfraktur zu finden gewesen.

4. Die schlechte Prognose besonders der stumpfen *Herzverletzungen* ergibt sich vor allem daraus, daß sie meist kombiniert mit anderen schweren Verletzungen auftreten, die schon für sich allein lebensbedrohlich sein können. Dadurch ist auch für die Diagnose in den meisten Fällen eine fast aussichtslose Situation gegeben.

V. Zwerchfellverletzungen

1. Entstehungsmechanismus

Nach einer Zusammenfassung von F. SPATH können Zwerchfellhernien durch angeborene Defekte, im Bereiche bekannter Muskellücken (Trigonum sterno-costale, Trigonum lumbo-costale) und physiologischer Öffnungen des Zwerchfelles entstehen. Für die traumatischen Zwerchfellhernien sind naturgemäß andere Entstehungsursachen verantwortlich, doch kommen auch sie bevorzugt in den erwähnten Richtungen zum Austritt.

Oft trifft allerdings der verwendete Ausdruck „traumatische Zwerchfellhernie" nicht zu. Da kein Bruchsack vorliegt, würde man besser von Eingeweidevorfall sprechen. Nach H. HELMER und G. SALEM ist in der

Weltliteratur nur ein einziger Fall von traumatisch entstandener echter Zwerchfellhernie bekannt (JAEGER).

Verletzungen des Zwerchfelles entstehen meistens durch schwere Gewalteinwirkungen, wie sie bei Stürzen aus großer Höhe und Quetschungen beim Überfahrenwerden oder bei Einklemmungen zustande kommen. Wir können dabei in der Hauptsache Berstungsrupturen und Abrisse des Zwerchfelles unterscheiden, die in erster Linie auf Erhöhungen des interabdominellen Druckes zurückzuführen sind. Die Abrisse der Muskelansätze an den unteren Rippen werden von ISELIN durch ein Versuchsmodell erklärt: Demnach ist das Zwerchfell einer nach oben gewölbten Membran zu vergleichen, die in einen elastischen Rahmen eingespannt ist. Beim Zusammendrücken des Rahmens entstehen Spannungen; wenn diese über die Elastizitätsgrenze hinausgehen, entstehen Risse senkrecht auf die Zugrichtung (F. SPATH).

Weitere wichtige Einteilungsprinzipien werden nach der Verletzungsart getroffen. So kann die Zwerchfellverletzung zunächt in percutane und subcutane Formen unterteilt werden und in unkomplizierte und komplizierte Rupturen, je nachdem, ob andere Organe unverletzt bleiben oder ebenfalls eine traumatische Schädigung erlitten haben. Alle diese Einzelformen haben ihre besonderen diagnostischen, prognostischen und therapeutischen Eigenheiten.

Die Häufigkeit der Verletzungen des Zwerchfelles wird von SALEM am gesamten Krankengut der Unfallstation der 2. Chirurgischen Universitätsklinik Wien mit 1 : 12000 angegeben. G. DESFORGES berichtet über 1678 Verletzte aus 1000 Autounfällen. 65% hatten multiple Verletzungen, in 15 Fällen war die linke Zwerchfellhälfte und in einem Fall die rechte verletzt; das entspricht bei Autounfällen 1% Zwerchfellrupturen. Dies zeigt bereits die im Schrifttum angeführte Tatsache auf, daß traumatische Zwerchfellbrüche meist an der linken Seite entstehen, da rechts die Leber wie eine schützende Pelotte vorliegt (F. KÜMMERLE, H. HELMER und G. SALEM, G. DESFORGES u. a.). Selbstverständlich gibt es auch rechtsseitige traumatische Zwerchfellverletzungen mit Leberprolaps (F. KÜMMERLE und J. KLÖSS u. a.).

2. Auswertung unseres Obduktionsmaterials

a) *Einteilung und Unfallhergang:* Unter unseren 317 Obduktionen fanden sich 12 Fälle mit Zwerchfellzerreißungen. Dies entspricht einem Prozentsatz von 3,78%, bezogen auf die Gesamtzahl. Nur ein Fall kam durch penetrierende Gewalteinwirkung (Schußverletzung bei Suicid) zustande. Die übrigen Verletzungen entstanden subcutan. Die Aufschlüsselung nach Unfallhergängen ergab folgendes: 1 Fall durch Einklemmung, 4 Fälle durch Zusammenstoß im Straßenverkehr, 5 Fälle durch Überfahrenwerden und 1 Fall beim Rodeln entstanden. Bei den 11 subcutanen Zwerchfellverletzungen war in 3 Fällen das rechte Zwerchfell betroffen. Zweimal lag dabei eine ausgedehnte Zertrümmerung der Leber vor.

b) *Nebenverletzungen:* In allen Fällen handelte es sich um kombinierte Verletzungen (SPATH) mit begleitenden Organschäden, die für sich bereits absolut tödlich waren, so daß die Zwerchfellrisse im Hintergrund standen.

In 5 Fällen handelte es sich um Verletzungen der Aorta, teilweise auch des Herzens und der Lunge. In weiteren 5 Fällen waren schwere Lungen- und Leberverletzungen zu finden. In einem Fall handelte es sich zusätzlich um eine Schädelzertrümmerung. Der Fall mit Schußverletzung hatte die Herzspitze zertrümmert.

c) *Überlebenszeit:* Von allen 12 Fällen erreichten nur 4 das Krankenhaus lebend. Ein Verletzter ist kurze Zeit nach der Einlieferung gestorben. 2 Verletzte haben nach Aortenverletzungen 2 bzw. $3^1/_2$ Std. gelebt. Der letzte Fall ist besonders erwähnenswert: Es handelt sich um einen 53-jährigen Mann (Prot. Nr. 77/1959), der mit seinem Fahrrad von einem Lastkraftwagen erfaßt und dann überfahren worden war. Er wurde kurze Zeit nach dem Unfall an unsere Klinik gebracht und zeigte einen lebensbedrohlich schweren Schockzustand. Es wurden Rippen- und Beckenbrüche festgestellt, weiters schien eine Nierenkontusion vorzuliegen. Unter der Annahme einer stumpfen intraabdominalen Verletzung wurde nach der Schockbekämpfung die mediane Oberbauchlaparotomie vorgenommen. In der Bauchhöhle fand sich kein freies Blut und es ließen sich mit Ausnahme eines retroperitonealen Hämatomes keine Verletzungen feststellen, so daß eine Nierenkontusion wahrscheinlich erschien. Wegen des schlechten Allgemeinzustandes wurde der Bauch wieder verschlossen. Der Verletzte ist dann 12 Std. nach dem Unfall unter den Zeichen eines Herz- und Kreislaufversagens verstorben. Bei der gerichtlichen Obduktion zeigte sich, daß ein traumatischer Zwerchfellriß links vorlag, der vom Ansatz der Wirbelsäule ausging und durch den eine teilweise Verlagerung des Magens sowie des Dünndarmgekröses in die Brusthöhle stattgefunden hatte. Wie klinisch angenommen, war das retroperitoneale Hämatom auf die Nierenverletzung zurückzuführen. Weiter bestand ein linksseitiger Pneumothorax; außerdem ergab die Untersuchung auf Fettembolie der Lunge den stark lebensbedrohlichen Gehalt von $+++$ positiv.

Obgleich wir nicht glauben, daß unser Verletzter bei Versorgung des Zwerchfellrisses gerettet hätte werden können, ist dieser Fall besonders interessant, weil bei der Oberbauchlaparotomie ein traumatisch entstandener Zwerchfellriß übersehen werden konnte. Es muß deshalb die Forderung aufgestellt werden, daß bei stumpfen Bauchtraumen das Zwerchfell unbedingt besonders sorgfältig bei der Laparotomie zu untersuchen ist.

Daß trotz Laparotomie ein Zwerchfellriß übersehen werden kann, wird im übrigen auch von F. Koss und H. Reitter im Handbuch der Thoraxchirurgie besprochen: ein 3-jähriges Mädchen war nach einem Verkehrsunfall wegen einer intraperitonealen Blasenruptur operiert worden und starb kurze Zeit später. Bei der Obduktion zeigte sich ein linksseitiger Zwerchfellriß. Die Autoren glauben dies damit erklären zu können, daß in der Intratrachealnarkose die Lunge passiv ausgedehnt wurde und dadurch der entstandene Pneumothorax beseitigt war, so daß die Lunge den Zwerchfellriß verschloß und dieser sich dann nicht ohne weiteres tasten ließ. Nach Abschluß der passiven Beatmung konnte der Prolaps infolge der veränderten Druckverhältnisse wieder auftreten.

VI. Verletzungen der Thoraxgefäße

Unter den Todesursachen der 317 Obduktionen steht an erster Stelle die *tödliche Verblutung* mit 116 Fällen oder 36,6% (Abb. 8). Nur in 73 Fällen oder 23,1% fand sich überhaupt keine Blutung. Die Abb. 16 gibt nun eine Aufschlüsselung: Führend ist die Blutung in den Thorax allein; sie umfaßt 154 Fälle oder 63,09%. Im Brustraum und Abdomen fanden sich

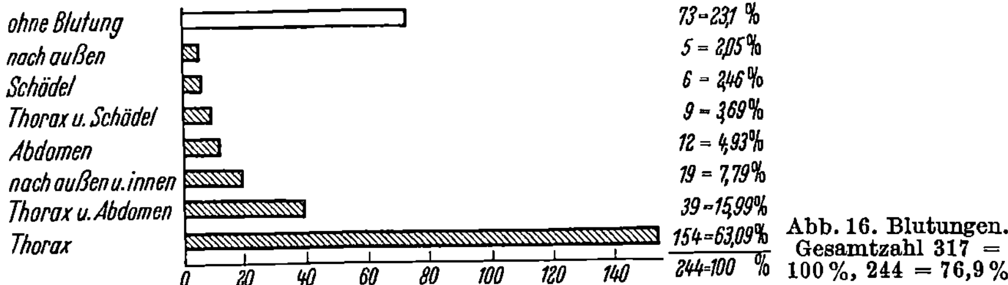

Abb. 16. Blutungen. Gesamtzahl 317 = 100%, 244 = 76,9%

Blutungen bei 39 Fällen oder 15,99% und Blutungen im Thorax und Schädel bei 9 Fällen oder 3,69%. Dies bedeutet also, daß in 82,77% aller Fälle eine Blutung im Thorax gefunden wurde. Nicht alle diese Blutungen waren als absolut tödlich zu bezeichnen, die meisten davon aber stammten aus großen Gefäßen.

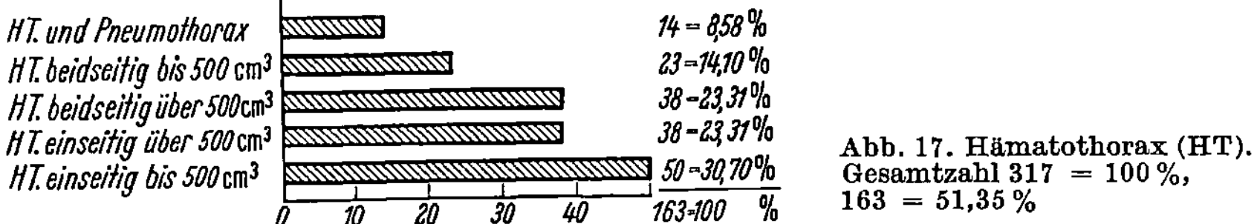

Abb. 17. Hämatothorax (HT). Gesamtzahl 317 = 100%, 163 = 51,35%

Die Abb. 17 zeigt nun, daß sich ein einseitiger Hämatothorax bis 500 cm³ in 50 Fällen fand, ein einseitiger Hämatothorax über 500 cm³ und ein beidseitiger über 500 cm³ wurden in je 38 Fällen gefunden. In 23 Fällen ergab die Obduktion einen beidseitigen Hämatothorax bis 500 cm³. Schließlich kamen 14 Fälle an einem Hämatothorax, der mit einem Pneumothorax kombiniert war, ad exitum.

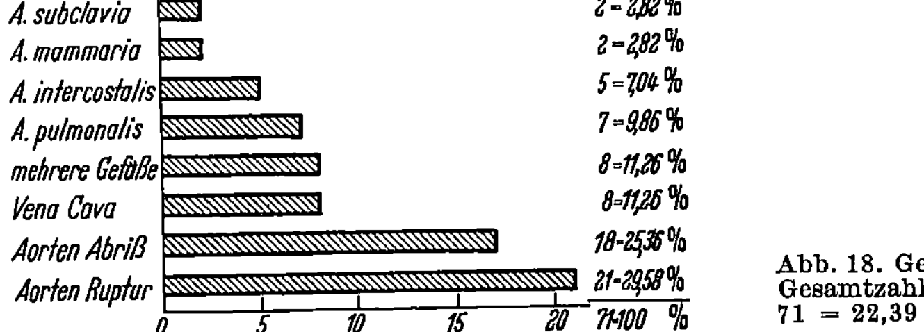

Abb. 18. Gefäßverletzungen. Gesamtzahl 317 = 100%, 71 = 22,39%

Diese nicht unbeträchtlichen Blutmengen im Brustraum können verschiedene Ursachen haben. Die Abb. 18 zeigt, daß die Verletzung großer Gefäße eine Hauptursache massiver Blutungen ist; in 21 Fällen oder 29,58% hatte eine Aortenruptur vorgelegen, in 18 weiteren Fällen oder 25,36% fand sich ein vollständiger Abriß der

Aorta. Es waren also insgesamt 39 Fälle von Aortenverletzungen festzustellen. Es folgen dann die Verletzungen der Vena cava mit 11,26%, Verletzungen mehrerer Gefäße mit 11,26%, Verletzungen der Arteria und Vena pulmonalis mit 9,86%. Rupturen der Arteria intercostalis lagen in 7,04%, der Arteria mammaria interna in 2,82% sowie der Arteria subclavia in 2,82% vor. Im folgenden sollen die einzelnen Gefäßverletzungen in bezug auf Überlebenszeit, Unfallhergang, Mechanismus, Alter des Verletzten und Lokalisation der Verletzung betrachtet werden.

Abb. 19, Überlebenszeit: Der Großteil aller Patienten mit Gefäßverletzungen, nämlich 28 Fälle oder 39,43% ging sofort zugrunde. Weitere 28,18% sind an der Unfallstelle oder beim Transport (unter einer Stunde Dauer) gestorben. Bei einer

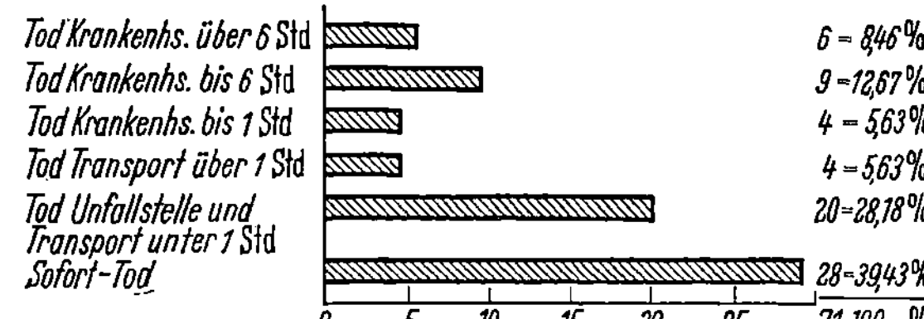

Abb. 19. Gefäßverletzungen. Gesamtzahl 317 = 100%, Überlebenszeit 71 = 22,39%

Transportzeit, die länger als eine Stunde dauerte, sind 5,63% verstorben und die gleiche Anzahl im Krankenhaus innerhalb der ersten Stunde. Immerhin haben weitere 12,67% der Fälle bis 6 Std. im Krankenhaus überlebt und 8,46% der Fälle sind mehr als 6 Std. im Spital am Leben geblieben. Diesen rund 20% Verletzten mit längerer Überlebenszeit nach schweren Gefäßverletzungen des Thorax gilt unser besonderes Augenmerk. Zunächst ist zu fragen, warum eine derartig lange Überlebenszeit bei so schweren Verletzungen überhaupt möglich ist und warum der Großteil dieser Verletzungen, wie sich später zeigen wird, nicht rechtzeitig erkannt wurde, so daß keine chirurgische Intervention erfolgt.

1. Verletzungen der Aorta

In unserem Obduktionsmaterial wurde ein Unterschied zwischen Aortenriß bzw. Aortenruptur einerseits und Aortenabriß getroffen. Dies scheint gerechtfertigt, weil die Prognose eine sehr verschiedene ist. Während wir daran denken können, seitliche Aortenrisse unter bestimmten Umständen durch Naht noch zu versorgen, dürfte dies, wie später dargelegt wird (s. S. 67) bei vollständigen Aortenabrissen fast unmöglich sein und sich nur bei besonders günstig gelagerten Fällen durch chirurgische Maßnahmen an speziell eingerichteten Abteilungen gelegentlich einmal durchführen lassen.

M. A. ZEHNDER (1960) berichtet in einer ausführlichen Monographie über die Symptomatologie und den Verlauf der Aortenruptur bei geschlossenen Thoraxverletzungen an Hand von 12 eigenen Fällen, ergänzt durch 37 Fälle aus der Literatur. Insgesamt 46 der Patienten waren durch Verkehrsunfälle zu Schaden gekommen. In 7 Fällen lag im histologischen Schnitt eine völlig gesunde Aortenwand vor. Er unterscheidet nun 3 verschiedene Möglichkeiten:

a) Frühfälle mit gedeckter Ruptur (subadventielles, paraortales, mediastinales Hämatom oder Wühlblutung);

b) primärer intrapleuraler Durchbruch mit rasch auffüllendem Hämatothorax und kurzfristig eintretender Tod;

c) nach einem ersten freien Intervall von Stunden bis Tagen folgt auf die gedeckte Ruptur, zweizeitig, ein intrapleuraler Durchbruch. Er nennt dies Pleural-Apoplexie.

Selten ist folgender Verlauf: Nach einem zweiten freien Intervall kommt es zu Aneurysmabildung und erst später zu einer Ruptur.

In der Literatur wird bisher über 5 erfolgreich operierte Frühfälle von Rupturen berichtet [FORESEE, BLAKE, KLASSEN, DONOVAN, SENNING (2 Fälle)].

Diese Einteilung beantwortet bis zu einem gewissen Grad schon die Frage nach den Ursachen einer verhältnismäßig langen Überlebenszeit. Wenn es nämlich zu einer seitlichen Ruptur im Bereich der Aorta thoracalis gekommen ist, kann das subadventielle und paraortale Gewebe einen Durchbruch in die Thoraxhöhle, zumindest für einige Zeit verhindern.

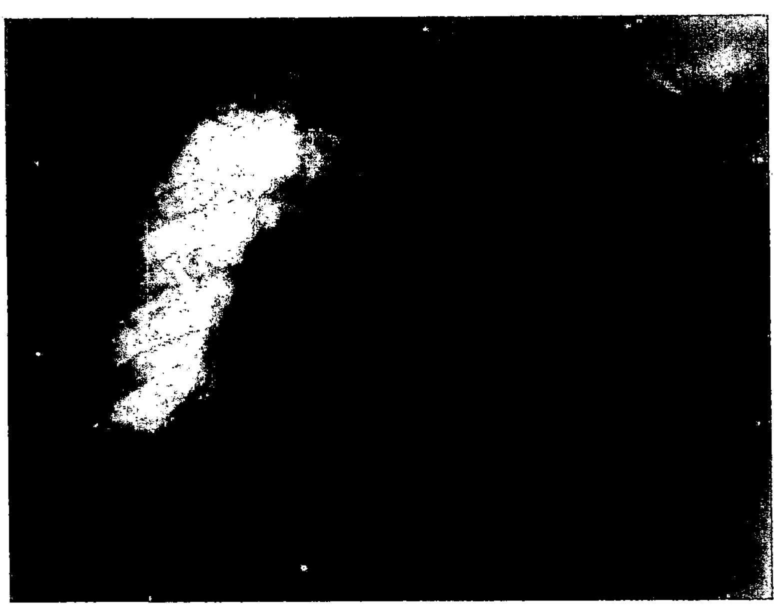

Abb. 20. Aortenruptur: Die linke Thoraxseite komplett verschattet und der Mittelschatten weit nach rechts verlagert

a) Überlebenszeit unserer eigenen Obduktionsfälle: Beim Aortenabriß, der vollständigen zirkulären Durchtrennung der Aorta, fanden sich bei 18 Fällen folgende Überlebenszeiten: 7 Verletzte gingen sofort zugrunde. 3 davon hatten allerdings schwere Schädel- bzw. Herzverletzungen, die als solche tödlich waren. An der Unfallstelle sind zwei weitere Verletzte verstorben; sie hatten nur Verletzungen des Thoraxskelets. Während des Transportes sind 3 Fälle zugrunde gegangen, einer mit zusätzlicher Herzruptur. Ein Verletzter ist an unserer Klinik innerhalb der ersten Stunde verstorben. Er wurde in tief bewußtlosem Zustand mit terminaler Atmung auch auf Grund einer schweren Hirnquetschung eingeliefert. Der Aortenabriß wurde dabei nicht diagnostiziert. Bis zu 6 Std. haben im Krankenhaus 4 Verletzte überlebt. In 3 Fällen erfolgte die Beobachtung auswärts, ein Verletzter (Prot. Nr. 379/1958) wurde an unsere Klinik eingeliefert. Die Diagnose einer Aortenruptur wurde gestellt und die Thorakotomie vorgenommen. Der Patient kam jedoch am Operationstisch ad exitum (Abb. 20)[1]. Ein weiterer Verletzter hat an unserer Klinik über 30 Std. gelebt. Nach Klärung der Diagnose wurde auch hier die Thorakotomie durchgeführt, doch ließ sich der Patient nicht retten (s. S. 63), da ein vollständiger Querriß vorlag.

Überlebenszeit der Aortenrisse: Insgesamt finden sich in unserem Obduktionsmaterial 21 Fälle mit seitlichen Aortenrissen. 9 Verletzte sind sofort zugrunde gegangen, in 7 Fällen lagen schwerste Nebenverletzungen vor, die an und für sich schon den Tod herbeigeführt hätten, darunter ist ein Herzschuß. Unter den 2 Fällen mit unbekannter Todeszeit findet sich einer, der eine schwere Hirnzertrümmerung erlitten hatte, auch der zweite Fall ist wahrscheinlich sofort verstorben. Unter den 3 Fällen, die an der Unfallstelle innerhalb der ersten Stunde ihrer Verletzung erlagen, ist einer mit schwerer Herzzertrümmerung einbezogen. Bei den 2 Fällen, die am Transport verstorben sind, war einer mit schwersten Nebenverletzungen zu vermerken.

Im Krankenhaus sind innerhalb der ersten Stunde 2 Fälle ad exitum gekommen. Beide Verletzten wurden nicht an unserer Klinik beobachtet, die Diagnose wurde wegen schwerster Nebenverletzungen nicht gestellt.

An unserer Klinik wurde ein Verletzter mit einem Aortenriß eingeliefert. Er lebte 6 Std. lang, war aber bei der Einlieferung auf Grund einer schweren Hirnverletzung tief bewußtlos, so daß der Aortenriß nicht erkannt wurde.

2 Verletzte überlebten mehr als 6 Std. an unserer Klinik. Ein 28-jähriger Mann, als Beifahrer in einem Personenkraftwagen verletzt, überlebte 2 Tage. Er kam unter den Zeichen einer Lendenwirbelfraktur mit Paraplegie der unteren Extremitäten an die Klinik. Es wurden auch Rippenserienfrakturen mit möglicher Pleuraverletzung festgestellt. Der Exitus erfolgte unter den Zeichen eines Kreislauf- und Nierenversagens mit Urämie. Bei der Obduktion fand sich neben den diagnostizierten Verletzungen auch ein Querriß am Aortenbogen mit innerer Verblutung (800 cm³). Der zweite Verletzte hat 4 Tage überlebt.

Wenn wir die Überlebenszeit nach Aortenrissen und Aortenwandrissen zusammenfassend betrachten, können wir feststellen, daß kein wesentlicher Unterschied in der Überlebenszeit besteht. Im ersten Fall haben 6, im zweiten 5 Verletzte das Krankenhaus noch lebend erreicht. Sie haben bis zu 4 Tagen überlebt. Es ist demnach die nicht unbeträchtliche Anzahl von 11 Verletzten von 39 Fällen, ein Prozentsatz von 28,2% mit einer gewissen Therapiechance eingeliefert worden. Hier müßte die chirurgische Intervention echte Möglichkeiten haben und vor allem immer daran gedacht werden daß eine Aortenverletzung vorliegen kann (s. S. 67).

b) Aortenverletzung und Lebensalter (Abb. 21): ZEHNDER berichtet über die auffallende Tatsache, daß die Hälfte aller von ihm zusammengestellten Aortenrupturen unter 30 Jahre alt waren. In unserem Obduktionsmaterial trifft dies nicht zu. Die Abb. 21 zeigt die Ge-

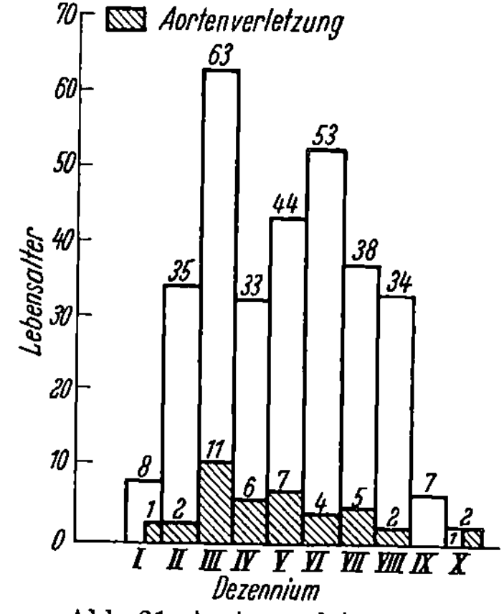

Abb. 21. Aortenverletzungen
(gesamt 39)

samtzahl der Aortenverletzungen bei den einzelnen Obduktionsfällen bezogen auf Dezennien. Der im ersten Lebensjahrzehnt zu findende Fall trat bei einem äußerst schweren Trauma auf. Ein 10-jähriger Knabe war auf seinem Fahrrad fahrend von einem Lastkraftwagen überfahren worden und hatte neben der Aortenruptur auch noch eine Ruptur der Arteria pulmonalis, weiters eine Schädel-

[1] Für die Überlassung der Röntgenbilder bin ich dem Vorstand des Röntgeninstitutes der Universitätskliniken Innsbruck, Herrn Prof. Dr. E. RUCKENSTEINER sowie für seine und des Herrn Prof. Dr. A. RAVELLI wertvollen Anregungen zu großem Dank verpflichtet.

zertrümmerung, einen Zwerchfellriß, einen Leber-, Milz- und Magenriß erlitten.
Zusätzlich fanden sich eine Rippenserienfraktur und ein Abriß der Speiseröhre.
Dies bedeutet, daß bei entsprechend schwersten Traumen selbstverständlich auch
schon im Kindesalter die Körperschlagader verletzt werden kann. Im übrigen
kann gezeigt werden, daß der Prozentsatz von Aortenverletzungen für alle Dezennien
ungefähr gleich bleibt. Man kann also nicht von einer besonderen Bevorzugung irgend-
eines Lebensalters sprechen. Andererseits steht es sicherlich außer Zweifel, daß
besonders altersabgenützte, sklerotische Aorten leichter zur Ruptur neigen als
histologisch intakte und gesunde Aortenwände (ZEHNDER).

   c) *Unfallmechanismus und Lokalisation:* Fast alle Autoren stimmen darin über-
ein, daß besonders bei Verkehrsunfällen plötzliche Beschleunigungs- oder Bremsvorgänge, also Decelerationsprozesse eine ausschlaggebende Rolle spielen. Darüber hinaus werden auch anatomische Besonderheiten in der Aufhängung und Fixation der
Aorta ziemlich einheitlich für die Prädilektionsstellen der Aortenruptur verantwortlich gemacht (M. A. ZEHNDER, K. KREMER, E. PASSARO jun. und W. G. PACE,
J. B. JAY und S. W. FRENCH u. a.). Dies bezieht sich besonders darauf, daß die
Körperschlagader im Bereich des Ligamentum Botalli ziemlich stark gefesselt ist,
so daß sie hier bei einer plötzlichen Abbremsung nicht ausweichen kann. Da der
zentrale Anteil weniger stark fixiert ist, kann er bei einer plötzlichen Geschwindigkeitsänderung verlagert werden und damit tritt eine abrupte Zugwirkung auf, die
einen Riß zur Folge haben kann. Weiters dürfte es auch eine Rolle spielen, daß die
Aorta dem linken Hauptbronchus aufliegt und an dieser Stelle eine Art Hyperexten-
sion des Bogens mit Zerreißung an der Konvexität möglich ist. Der Beweis, daß
Rupturen auch allein durch die Fliehkraft des Herzgewichtes entstehen können,
scheint dadurch erbracht, daß es Aortenrupturen gibt, die durch Sturz aus größerer
Höhe, z. B. auf das Gesäß, entstehen, bei denen sonst keine Brustwandverletzung
gefunden wird. Unter unseren 39 Fällen war dies 6mal der Fall. 5 Fälle stammen von
Verkehrsunfällen, eine weiterer, der durch eine Stichverletzung verursacht wurde,
kann nicht in diese Betrachtungen hineingezogen werden.

   Andererseits aber zeigten 33 unserer Fälle ein sehr erhebliches Trauma mit ausgedehnten Rippenserienfrakturen oder Verletzungen der Brustwand, wie auch der
Brusteingeweide. Es sind eben nicht nur Beschleunigungs- und Bremsvorgänge für
die Aortenruptur verantwortlich zu machen, sondern gerade bei Verkehrsunfällen
auch direkte Thoraxkontusionen oder -kompressionen, die eine ausschlaggebende
Rolle spielen. Dies trifft besonders für die sogenannte Lenkradverletzung zu. Gerade
auf diese Art der schweren Gewalteinwirkung muß unser besonderes Augenmerk
gerichtet sein, denn es wäre denkbar, daß die Aorta einfach durch ein direktes
Trauma platzt, weil sie sich als blutgefülltes Organ besonders im Zustand der Systole
nicht komprimieren läßt. Daß die Ruptur meistens an jener Stelle entsteht, wo die
Aorta einen „Locus minoris resistentiae" aufweist, beweist diese Annahme.

   Im folgenden sollen nun der Unfallhergang und die Lokalisation der Schäden an
unserem Obduktionsmaterial näher beleuchtet werden. Aortenrupturen kamen zustande:
   Bei 31 Fällen im Straßenverkehr, 3 Fälle bei der Arbeit, 3 Fälle durch Suicid
und 1 Fall durch Flugzeugabsturz, sowie 1 Fall durch Mord.
   Aufschlußreicher ist ferner die Art der Gewalteinwirkung. Aufgeschlüsselt zeigt
sich folgendes:
   In 3 Fällen war ein direktes Trauma die Ursache der Aortenruptur (1mal von
einem Balken getroffen, 1mal beim Abholzen, 1mal unter einen Bagger gekommen).
In 2 Fällen erfolgte ein Sturz aus einer Höhe von mehr als 4 m auf das Gesäß; keine
Thorax- aber wesentliche Beckenverletzungen. In 10 Fällen wurden Fußgänger
direkt überfahren, in 22 Fällen erfolgte ein Zusammenstoß zwischen motorisierten
Verkehrsteilnehmern (aufgeschlüsselt wie folgt: in einem Fall Motorrad gegen
Motorrad, in 5 Fällen Motorrad gegen Personen- oder Lastkraftwagen, in 2 Fällen
Fahrrad gegen Motorrad bzw. Lastkraftwagen, in 2 Fällen Personen- gegen Last-
kraftwagen, in 5 Fällen Personenkraftwagen gegen Personenkraftwagen, in 3 Fällen
Personenkraftwagen gegen einen Baum bzw. Mauer oder festes Hindernis, in 4 Fällen stürzten die Personenkraftwagen über eine Böschung). Der Vollständigkeit halber
muß noch der Flugzeugabsturz und die Schußverletzung erwähnt werden. In

7 Fällen waren auch schwere Wirbelfrakturen im Bereich der oberen und mittleren Brustwirbelsäule vorhanden, so daß Biegungs- und Stauchungsvorgänge an der Entstehung der Verletzung mitgewirkt haben müssen.

Zusammenfassend ergibt sich unserer Meinung nach, daß die meisten Traumen schwerste direkte Kompressionen des Thorax verursacht haben und Aortenrupturen nur selten (in unserem Beobachtungsgut 2mal unter 39 Fällen) allein durch Beschleunigungs- und Bremsvorgänge erklärt werden können.

Lokalisation: In 13 Fällen war die Verletzung im Bereich des Bogens, in 21 Fällen knapp unterhalb des Bogens festzustellen. Nur in 2 Fällen war die Aorta ascendens verletzt. In einem Fall fanden sich 2 Aortenrisse (ein Riß an der Umschlagfalte und der zweite am Bogen). In einem, schon oben geschilderten Fall, war der Aortenriß mit einem solchen der Lungenschlagader kombiniert. Daneben bestanden noch andere schwere tödliche Verletzungen. Im letzten Fall schließlich fanden sich sogar 3 Risse am Bogen. Es handelte sich um eine Überfahrung durch Lastkraftwagen, nach der es sofort zum Tod gekommen war. Daneben lag noch ein Bruch der Brustwirbelsäule und eine Rippenfraktur mit Pericardzerreißung vor.

2. Verletzungen der Arteria und Vena pulmonalis

In 7 Fällen fand sich dieser Befund, der sich wie folgt aufteilt:

In 2 Fällen war sowohl die Arterie als auch eine Pulmonalvene verletzt. Beide Fälle waren durch Schußverletzungen zustande gekommen. In 4 Fällen fand sich eine Verletzung der Arteria pulmonalis. Alle diese Verletzungen kamen nach schwersten Traumen, und zwar durch Überfahrenwerden, zustande und hatten schwerste innere Verletzungen, wie auch Verletzungen des Herzens oder der Aorta erlitten. Nur in einem Fall kam es zu einer Ruptur einer Vena pulmonalis allein. Es handelte sich um eine 58-jährige Frau, die in Suicidabsicht aus dem 3. Stock gesprungen war und gleich verstarb. Neben beiderseitigen Rippenserienfrakturen wurde eine Fettembolie gefunden.

3. Verletzungen der Vena cava

In 6 Fällen war die Vena cava inferior verletzt, allerdings muß davon ein Fall außer Betracht gelassen werden, da es sich um eine Stichverletzung handelte. Die 5 Fälle mit Rissen der Vena cava inferior nach stumpfer Gewalteinwirkung hatten alle schwerste zusätzliche Skeletverletzungen und in 4 Fällen lagen auch Verletzungen des Herzens vor. In einem Fall fand sich ein Zwerchfellriß; alle waren durch direkte Gewalteinwirkung entstanden.

Die Vena cava superior allein wurde nur in einem Fall verletzt gefunden. Es handelte sich um einen Verkehrsunfall, wobei ein Personenkraftwagen gegen eine Mauer gefahren war und der Insasse an der schweren Herz- und Schädelverletzung zugrunde ging. In einem weiteren Fall waren die Vena cava superior und inferior verletzt; auch hier bestanden schwere Nebenverletzungen.

Als Unfallursache ergab sich in 2 Fällen Sturz aus großer Höhe und in 3 Fällen Zusammenstoß im Straßenverkehr bzw. Anfahren gegen ein festes Hindernis.

Es handelte sich demnach immer um direkte Gewalteinwirkungen mit schwersten Nebenverletzungen.

4. Verletzungen der Arteria mammaria interna

Der erste Fall betraf einen 52-jährigen Mann, der 24 Std. nach primärer Versorgung in einem auswärtigen Krankenhaus an unsere Klinik eingeliefert worden war. Bei einem Zusammenstoß hatte er durch das Steuerrad seines Personenkraftwagens eine offene Brustkorbverletzung erlitten. Es handelte sich um einen offenen Bruch des Brustbeines und mehrfache Rippenserienfrakturen beiderseits (1. bis 7. Rippe), der Brustraum war vorne knapp neben dem Sternum eröffnet. Die schwere Blutung war zunächst auswärts durch Tamponade versorgt worden. An unserer Klinik wurde die Ligatur der Mammaria vorgenommen. Am folgenden Tag, also nach etwa 48 Std. insgesamt, kam es zum Exitus. Bei der Obduktion fand sich eine schwere Fettembolie als Todesursache. Die Arteria mammaria interna war korrekt ligiert, es bestand jedoch ein Rest-Hämatothorax von 500 cm³. Der zweite Fall betraf einen 51-jährigen Verletzten, der mit dem Fahrrad in einen Heuwagen gefahren und nach kurzer Zeit an innerer Verblutung an der Unfallstelle zugrunde gegangen war. Hier ergab die Obduktion eine Zertrümmerung des Brustbeines mit Abriß beider Arteriae mammariae int. sowie eine Eröffnung des Perikards und der oberen Hohlvene mit Hämatothorax, links 650 cm³, rechts 1800 cm³. Ein Riß der Arteria mammaria ist demnach vor allem dann anzunehmen, wenn das Brustbein frakturiert und besonders wenn es stark disloziert ist.

5. Verletzungen der Zwischenrippenarterien

Insgesamt fanden sich in unserem Obduktionsmaterial 5 Fälle. In 2 Fällen kam die Verletzung durch Einquetschung des Brustkorbes durch stürzende Erdmassen bzw. Eisentraversen zustande.

In einem Fall trat der Tod sofort ein, im zweiten verstarb der Verletzte am zweiten Tag in einem auswärtigen Krankenhaus. Die Obduktion ergab ausgedehnte Verletzungen des Thoraxskelets, Risse der Intercostalarterien als Ursache eines massiven Hämatothorax, und mehr oder weniger starke Verletzungen der Lunge. Der dritte Patient wurde durch einen Personenkraftwagen niedergestoßen und hat noch 3 Std. gelebt. Er hatte insgesamt 2 l Blut im Thorax, welches offenbar aus einer Verletzung der Zwischenrippenarterien im Bereiche des Brustbeines stammte. Weiter lagen Serienrippenfrakturen und eine geringe Schädelverletzung vor. Fall 4 betraf einen 63-jährigen Mann, der im Gebirge abgestürzt war und noch 4 oder 5 Std. gelebt hatte. Infolge von Transportschwierigkeiten konnte er nicht rechtzeitig geborgen werden. Die Obduktion zeigte ebenfalls einen beidseitigen Hämatothorax von insgesamt über 2 l. Als Ursache war eine Ablösung der an sich unverletzten Brustschlagader bei einem Bruch der Lendenwirbelsäule anzunehmen, denn die Zwischenrippenarterien waren dabei abgerissen. Weiters lagen mehrere Rippenserienfrakturen vor. Der letzte Fall, der an einem Riß der Intercostalarterien verstarb, betraf einen 63-jährigen Mann, der über eine Mauer in einen Straßengraben gefallen und dort über Nacht gelegen war. Er wurde in ein auswärtiges Krankenhaus eingeliefert und ist dort nach 40 Std. verstorben. Die Obduktion ergab einen Hämatothorax von 1 l, Hautemphysem, Rippenserienbrüche 2 bis 8 knapp neben der Wirbelsäule und Risse der Intercostalarterien an dieser Stelle.

6. Verletzungen der Arteria subclavia

In unserem Obduktionsmaterial finden sich 2 Fälle von tödlicher Verblutung aus der Arteria subclavia infolge stumpfer Traumen.

Im ersten Fall handelt es sich um einen 37-jährigen Mann, der bei der Holzarbeit durch einen Baumstamm getroffen wurde und wegen Transportschwierigkeiten nicht gleich in ein Krankenhaus gebracht werden konnte. Er war zunächst noch bei Bewußtsein, verfiel aber immer mehr und überlebte nur insgesamt 4 Std. Bei der Obduktion fanden sich 2 l freies Blut im Brustraum, es war die linke Schlüsselbeinschlagader angerissen, das Schlüsselbein gebrochen und der Oberarmplexus gerissen (s. auch Bronchusruptur, S. 37).

Im zweiten Falle handelt es sich um einen 19-jährigen Mann, der beim Radfahren, durch einen Regenschirm behindert, gegen einen Anhänger gefahren war und zu Sturz kam. Er wurde in ein auswärtiges Krankenhaus eingeliefert, erhielt Bluttransfusionen und hat 10 Std. überlebt. Die Obduktion ergab hier einen Bruch der 1. Rippe mit einer Zerreißung der rechten Arteria subclavia. Außerdem war die Pleurakuppe angerissen, die Lungenspitze war durchtrennt, und rechts fand sich ein Hämatothorax von 2,5 l.

Diese beiden Fälle zeigen, daß sowohl bei starken direkten Gewalteinwirkungen gegen die obere Brustapertur, entweder durch einen Bruch der 1. Rippe oder durch einen Bruch des Schlüsselbeines, eine Zerreißung der Arteria subclavia eintreten kann. Wenn nun gleichzeitig eine Verletzung der Pleura oder der Lunge vorliegt, kommt es zu gedeckten Blutungen in den Brustraum, die nur durch eine gezielte chirurgische Intervention beherrscht werden könnten.

7. Verletzungen mehrerer großer Gefäße

Es handelt sich hier insgesamt um 8 Fälle, die sich wie folgt aufteilen:

Aorta und Mammaria: 1 Fall
Aorta und Nierenarterie: 3 Fälle
Vena pulmonalis und Vena cava inferior: 1 Fall
Aorta und Arteria pulmonalis: 1 Fall
Aorta und Vena cava inferior: 1 Fall
Bauchgefäße und Aorta: 1 Fall.

Bezüglich der Überlebenszeit ist zu sagen, daß 4 dieser Patienten sofort an der Unfallstelle und einer kurz darnach am Transport verstarben. Nur 2 Fälle erreichten das Krankenhaus, verstarben dort aber auch innerhalb der ersten Stunde. Neben den Gefäßverletzungen lagen allerdings immer noch schwere andere vor, in einem Fall Verletzungen des Herzens, in 4 Fällen schwere Schädelverletzungen. In einem weiteren Fall handelt es sich um schwerste Lungenzerreißungen. Alle entstanden durch Verkehrsunfälle, und zwar hauptsächlich durch Überfahrenwerden oder durch Zusammenstoß von Motorradfahrern.

VII. Die traumatische Bronchusruptur

1. Häufigkeit

Obgleich viele Autoren der Meinung sind, daß die Bronchusruptur eine relativ häufige Komplikation darstellt, die leicht übersehen werden kann (P. RAZEMON), sind Angaben in der Literatur über die bisher bekannten bzw. veröffentlichten Fälle relativ selten.

A. WEBB hat als erster 1848 eine Bronchusruptur beschrieben. Nach BIERMER, D. L. PAULSON sind in der Weltliteratur bis 1947 insgesamt 38 Fälle zu finden. W. G. ECKMAN u. a. geben bis 1956 50 Fälle an. Davon haben 29 überlebt. A. P. KOLESOV fand 1959 in den letzten 50 Jahren 165 Fällen bekannter Bronchusrup-

turen, seither sind von E. HOLDER, U. A. T. NORLIN, R. M. PETERS und W. E. LORING
und W. H. SPRUNT, G. SCHRÖDER, A. W. FOWLER, G. SALEM, J. L. SHEEHY
und A. R. HOPEMAN, H. LIARAS, M. DAWSON weitere, zum Teil operativ behandelte
Fälle beschrieben worden.

2. Entstehungsmechanismus

H. MAJOR spricht sich eindeutig dafür aus, daß zur Entstehung einer
traumatischen Bronchusruptur große Gewalteinwirkungen, wie sie besonders beim Überfahrenwerden vorkommen, notwendig sind. Warum es
aber dann tatsächlich zum Riß kommt, ist noch nicht vollkommen geklärt.
Eine Anzahl namhafter Autoren macht plötzliche endobronchiale Druck-
steigerungen bei reflektorischem Glottisschluß verantwortlich (COURTOIS,
KIRKPATRIK, SAUERBRUCH und SCHÖNBERG), nehmen also eine Art
von Berstungsruptur an. Andere Autoren, unter ihnen HASCHE, R. RÖSS-
LE, SCHRÖDER, halten den reflektorischen Glottisschluß für belanglos
und meinen, daß das Auftreffen der Druckwelle auf die Körperoberfläche
entscheidend sei. Bei einer Berstungsruptur nach reflektorischem Glottisschluß müßte das Lungengewebe eher traumatisiert werden und reißen,
bevor es noch zu einem Riß im Bronchus kommt. Es läßt sich nämlich
feststellen, daß bei Bronchusrissen in auffallend wenigen Fällen auch
Lungenverletzungen vorhanden sind. Da meist Jugendliche betroffen sind,
deren Thorax noch elastisch ist, müßte man eigentlich annehmen können,
daß die Lungen nach beiden Seiten quer zum Trauma auf die Brustwand
ausweichen. Der Bronchus käme dann unter Zugbeanspruchung. Es herrschen hier zweifellos ähnliche Verhältnisse vor, wie sie schon bei Verletzungen des Herzens dargelegt wurden.

In einer Zusammenstellung von H. MAJOR finden sich 58 Bronchusrupturen,
davon waren 28 rechts und 27 links aufgetreten. 3 weitere betrafen beide Hauptbronchien. Zu erwähnen ist, daß hier nur gänzliche Abrisse eines Hauptbronchus
unter Beteiligung aller Wandschichten einbezogen wurden. Demgegenüber grenzt
GRIFFITH die Bronchusfraktur ab, bei der nur der knorpelige Anteil der Bronchus-
wand gebrochen ist, die Schleimhaut und die pars membranacea aber unverletzt
bleiben.

3. Auswertung unseres Obduktionsmaterials

Unter unseren 317 Obduktionen fanden sich nur 4 Fälle von Bronchusrissen. Sie betrafen dreimal den linken und einmal den rechten
Hauptbronchus.

a) *Nebenverletzungen:* Alle 4 Verletzten gingen an schwersten Nebenverletzungen zugrunde. In einem Fall bestand eine Schädelzertrümmerung, in 2 Fällen fanden sich Herzrupturen und in einem Fall trat der Tod
durch Verblutung aus einem Abriß der linken Schlüsselbeinschlagader ein.

In 2 Fällen waren beidseitige Rippenserienfrakturen entstanden, in
einem Fall (bei einem 18-jährigen) fand sich eine Rippenfraktur. Dieser
Fall wurde schon vorher bei den Herzverletzungen erwähnt, muß aber
hier neuerlich angeführt werden, weil er für die Ansicht der zweiten
Autorengruppe spricht und als Beweis für den direkten Zugmechanismus
angesehen werden kann. Dies trifft auch für den 4. Fall zu, bei dem es zur
Verblutung aus der Arteria subclavia gekommen ist und der keine Rippenfraktur aufwies.

Eine gleichzeitige Verletzung der Lunge fand sich nur in einem Fall und da nur durch Anspießung (Fall Prot. Nr. 81/1956).

b) *Unfallhergang:* 3 Bronchusrupturen entstanden im Straßenverkehr, und zwar 2mal durch Zusammenstoß von Verkehrsteilnehmern und 1mal durch Überfahrenwerden. Der 4. Fall entstand bei der Holzarbeit nach Einklemmung zwischen Baumstämmen (Fall mit Verblutung aus der Arteria subclavia).

c) *Überlebenszeit:* Infolge der schweren Nebenverletzungen ist es unter unseren 4 Fällen 3mal sofort zum Tod gekommen. Der 4. Verletzte hat ca. 4 Std. überlebt (Prot. Nr. 81/1956). Er betraf einen 37-jährigen Mann, der bei der Arbeit durch Holzstämme im Bereich des Brustkorbes verletzt wurde. Er war bei Bewußtsein, konnte aber infolge von Transportschwierigkeiten nicht mehr lebend in ein Krankenhaus gebracht werden. Der Tod war durch Zerreißung der Arteria subclavia und Verblutung eingetreten. Die Lunge war außerdem durch einen Schlüsselbeinbruch angespießt und es fand sich ein Pneumothorax sowie ein Abriß des Oberarmplexus. Der Abriß des linken Hauptbronchus ist wahrscheinlich durch Abquetschung über die Wirbelsäule entstanden. Im übrigen ist dieser Fall unter „Verletzungen der Thoraxgefäße" (S. 35) erwähnt.

Zusammenfassend kann man also in unseren Fällen feststellen, daß es neben der Bronchusruptur immer zu schwersten Nebenverletzungen gekommen ist und für die Patienten keine echte Heilungschance bestand. Isolierte Bronchusrupturen waren in unserem Material nicht zu finden.

VIII. Verletzungen der Trachea

Im Gegensatz zur Bronchusruptur stellt die stumpfe Verletzung der *intrathorakalen Trachea* eine absolute Seltenheit dar (H. MAJOR, M. WENZL). M. WENZL, der über einen einschlägigen Fall berichten konnte, erklärt den Entstehungsmechanismus dieser Verletzung dadurch, daß bei gleichzeitigem Glottisschluß und Drucksteigerung in der Trachea ein Anprall der in torquierter Position befindlichen Trachea auf die Wirbelsäule durch einen heftigen Schlag auf den Thorax stattfindet.

In seinem Fall hat es sich um einen 32-jährigen Mann gehandelt, der bei einem schweren Autozusammenstoß, bei dem auch zwei andere Personen tödlich verunglückten und 4 weitere schwer verletzt wurden, scheinbar am leichtesten verletzt war. Er zeigte bei der Bergung lediglich Zeichen einer leichten Commotio cerebri und Hautabschürfungen leichten Grades. In den ersten Stunden nach der Einlieferung in ein Krankenhaus kam es zu einer einmaligen mäßigen Hämoptoe. Es trat dann ein ständig zunehmendes Hautemphysem und ein Spannungspneumothorax auf. Letzterer ließ sich durch Entlastungsmaßnahmen gut beherrschen. 3 Tage nach dem Unfall wurde der Autor als Konsiliarius gerufen. Er fand dann bei der Operation das Mediastinum und Perikard massenhaft mit Luftblasen durchsetzt und statt des erwarteten Bronchusabrisses 3 Querfinger unter der Pleurakuppe 2 Einrisse an der rechten Circumferenz der Trachea. 2 Monate nach dem Unfall konnte der Verletzte arbeitsfähig entlassen werden.

Auswertung unseres Materials: Unter unseren 317 Obduktionen fanden wir keinen Fall von intrathorakaler Trachealruptur; hingegen 7 Fälle von Verletzungen des cervicalen Tracheaanteiles. Obgleich die Verletzungen des cervicalen Tracheaanteiles nicht direkt zum Brustkorb gehören, wollen wir über sie hier berichten, da in allen Fällen auch schwerste Brustkorbverletzungen vorgelegen haben.

1. Unfallhergang

In einem Fall handelte es sich um eine Stichverletzung. In den restlichen 6 Fällen hatten schwerste stumpfe Traumen des Brustkorbes stattgefunden, die in 4 Fällen durch den Straßenverkehr zustande kamen (2 mal durch Überfahren, 2 mal durch Zusammenstöße), in einem weiteren Fall war der Verletzte zwischen 2 Puffern von Eisenbahnwaggons eingeklemmt worden, und der letzte Unfall ereignete sich durch Sturz aus einem fahrenden Zug.

2. Nebenverletzungen

Die Stichverletzung bot eine zusätzliche Verletzung der Herz- und Gefäßkrone dar. Alle Verletzungen aus dem Straßenverkehr hatten schwerste Brustkorbschäden. Es waren vornehmlich Herz- und Aorta verletzt und es lagen in allen Fällen meist beidseitige Rippenserienfrakturen vor.

Der zwischen den Puffern eines Eisenbahnwaggons eingeklemmte Mann war ein 20-jähriger Arbeiter (Prot. Nr. 163/1958), der etwa 45 min nach dem Unfall an unsere Klinik eingeliefert wurde. Bei der Aufnahme war er tief bewußtlos, zeigte schnarchende Atmung; weiter ließ sich ein mächtiges Hautemphysem und ein sonorer Klopfschall über der ganzen Lunge feststellen. Es wurde zunächst eine Punktion des Hautemphysems, Schockbekämpfung und das Absaugen der verschleimten Bronchien vorgenommen. Schon dabei ergaben sich Schwierigkeiten, so daß der Verdacht einer Tracheaverletzung diskutiert wurde. Der Patient war jedoch bereits bei der Einlieferung moribund und verstarb innerhalb einer Stunde, bevor noch eine chirurgische Maßnahme in Betracht gezogen werden konnte. Die gerichtliche Obduktion ergab einen Pneumothorax links, eine Anspießung der linken Lunge durch Rippenserienfrakturen, Mediastinal- und Hautemphysem, starke Blutaspiration in beiden Lungen. Die Luftröhre war quer unterhalb des gebrochenen Ringknorpels abgerissen. Sicherlich ist hier ein Glottisschluß mit Drucksteigerung in der Trachea für die Ruptur verantwortlich zu machen.

Die aus dem Zug gestürzte Verletzte (Prot. Nr. 177/1957) war 78 Jahre alt. Sie ist kurze Zeit nach dem Unfall noch im Zug gestorben. Bei der Obduktion zeigte sich ein Abriß der Luftröhre knapp unterhalb des Kehlkopfes, daneben fanden sich auch Blutungen in der Schilddrüse sowie ausgedehnte Brustkorbquetschungen, Rippenserienfrakturen und Lungenquetschungen.

3. Überlebenszeit

Von allen Tracheaverletzungen erreichte nur ein einziger Verunglückter (der zwischen Puffern Eingeklemmte) lebend das Krankenhaus. Alle anderen verstarben an der Unfallstelle.

IX. Verletzungen des Oesophagus

Neben der direkten traumatischen Schädigung des Oesophagus kommen immer wieder sekundäre Verletzungen vor, wenn die Verunfallten Fremdkörper, etwa Gebißprothesen, verschlucken. Derartige Ereignisse sind nicht berücksichtigt, da sie mit dem Grundproblem, der Thoraxverletzung, in keinen kausalen Zusammenhang zu bringen sind.

1. Allgemeines und Entstehungsmechanismus

a) *Penetrierende Verletzungen:* Isolierte Wunden des Oesophagus finden sich nach Unfällen äußerst selten, meist sind die Nachbargebiete des Mediastinums mitverletzt. So konnte W. Weber aus dem Schrifttum unter 3185 offenen Brustkorbverletzungen aus dem Korea-Krieg nur 12 isolierte Wunden des Oesophagus finden. (C. B. Burbank und W. H. Falor und H. W. Jones, A. R. Valle).

b) *Verletzung durch stumpfes Trauma:* Alle Autoren, die sich bisher mit dieser Frage beschäftigt haben, sind sich darüber einig, daß ein stumpfes Trauma von außerordentlicher Heftigkeit gewesen sein muß, wenn es zu einer Zerreißung des Oesophagus geführt hat. Da der Speiseröhre der Innendruck fehlt, besteht keine Möglichkeit einer Berstungsfraktur. Durch die Gewalteinwirkung werden daher immer früher noch andere Gebilde des Mediastinums verletzt (W. Weber, R. Nissen). Für die Ruptur des Oesophagus ist nach G. Petrén eine Kompression, besonders vom Oberbauch, aber auch vom Thorax her wichtig. Palmer nimmt an, daß durch plötzliche und vehemente Einpressung von flüssigem und lufthaltigem Mageninhalt in die Speiseröhre eine Ruptur bewirkt werden kann. Dieser Meinung ist auch W. Weber, der so entstandene Oesophagusrupturen als eine Art Platzruptur bezeichnet. Er vergleicht sie mit den spontanen Oesophagusrupturen. Nissen weist demgegenüber hin, daß bei Riß des intrathorakalen Oesophagus auch die mediastinale Pleura einreißt.

Mediastinalemphysem und Spannungspneumothorax sind Frühsymptome Mediastinitis wird erst nach 1 bis 2 Tagen klinisch merkbar. Während bei den direkten Wunden das Krankheitsbild durch die Vielzahl der Verletzungen verwischt ist, besteht bei den durch indirekte Gewalt bewirkten Rupturen die Möglichkeit rechtzeitiger Diagnose.

2. Auswertung unseres Materials

Wir fanden unter den 317 Obduktionen Brustkorbverletzter nur einen einzigen Fall mit einer traumatischen Oesophagusruptur (Prot. Nr. 415/1955). Er bedarf einen 10-jährigen Buben, der mit seinem Fahrrad von einem Lastkraftwagen überfahren wurde und sofort tot war. Es fanden sich folgende Verletzungen: Schädelzertrümmerung, Zerreißung der linken Zwerchfellhälfte, Zerreißung von Leber, Milz und Magen, Rippenserienfrakturen rechts und links, Zerreißung der Lunge, Riß der Speiseröhre und der Lungenschlagader.

Dies belegt unserer Meinung nach die Ansicht, daß bei stumpfen Brustkorbverletzungen praktisch nur nach brutalster Gewalteinwirkung unter schwersten, meist sofort tödlichen Mitverletzungen der übrigen Brustorgane eine Ruptur des Oesophagus zustande kommen kann.

X. Verletzungen des Ductus thoracicus

Auch diese Verletzung kommt bei stumpfen Brustkorbtraumen nur sehr selten zustande. J. Goorwitch hat aus dem Schrifttum 90 Fälle zusammengestellt. Diese waren wie folgt entstanden:

18 aus chirurgischen Eingriffen, 17 durch penetrierende Wunden und 55 durch stumpfe Verletzungen.

Unter unseren 317 Obduktionen nach Unfällen waren keine isolierten Verletzungen des Ductus thoracicus zu finden. Selbstverständlich sind sie bei schwersten Brustkorbzertrümmerungen, insbesondere nach Wirbelbrüchen mit Pleurazerreißungen immer wieder vorhanden, doch kommen sie als Todesursache in diesen Fällen niemals allein in Frage (F. J. Holzer). Eigene Erfahrungen besitzen wir nur über Verletzungen bei operativen Eingriffen, worüber R. Villinger an anderer Stelle berichtet hat.

XI. Nebenverletzungen

Bei unseren 317 Obduktionen wurden in 175 Fällen multiple Verletzungen gefunden. Dies entspricht einem Prozentsatz von 55,20%. Es waren also in mehr als der Hälfte der Fälle neben dem Thorax andere Regionen, gelegentlich mehrfach, mitbeteiligt. Diese Tatsache erklärt sich leicht aus der bereits erfolgten Analyse der meist schweren Gewalteinwirkungen, die auf den ganzen Körper stattgefunden haben.

1. Schädelverletzungen

In der Abb. 22 findet sich eine Aufgliederung der gefundenen Schädelverletzungen: Mit dem höchsten Prozentsatz lagen (25,78%) sowohl Schädelzertrümmerungen als auch schwere Hirnkontusionen vor, die bereits absolut als tödlich zu bezeichnen

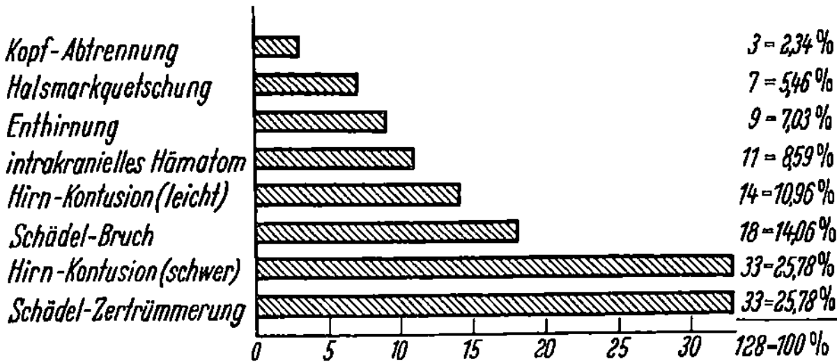

Abb. 22. Schädelverletzungen. Gesamtzahl 317 = 100%, 128 = 40,38%

waren. Leichte Hirnkontusionen, die aller Voraussicht nach nicht als absolut tödlich zu bezeichnen sind, waren in 10,93% der Fälle vorhanden. Auch die Schädelbrüche mit 14,06% zeigten nicht immer absolut letale Schäden. Kopfabtrennungen mit 2,37% und Enthirnungen mit 7,03% sind vermerkt, zusätzlich wurden auch noch 7 Fälle (5,46%) von Halsmarkquetschung aufgenommen, so daß sich insgesamt in 128 Fällen (40,38%) eine Beteiligung des Schädels fand.

2. Verletzungen der Bauchorgane
(Abb. 23)

Sie konnten 58mal, das ist in 18,23% der Fälle, erhoben werden. Bei diesen 58 Fällen war 24mal in erheblichem Ausmaß die Leber geschädigt (41,38%), die Milz in 18,96% der Fälle verletzt und in nur 10,34% Darmverletzungen vorhanden. Mehrere Bauchorgane gleichzeitig waren in 22,42% der Fälle beteiligt. Schließlich war eine Nebenniere in einem einzigen Fall abgerissen. Die Beteiligung der Nierenverletzungen in dieser Gruppe betrug 5,17%.

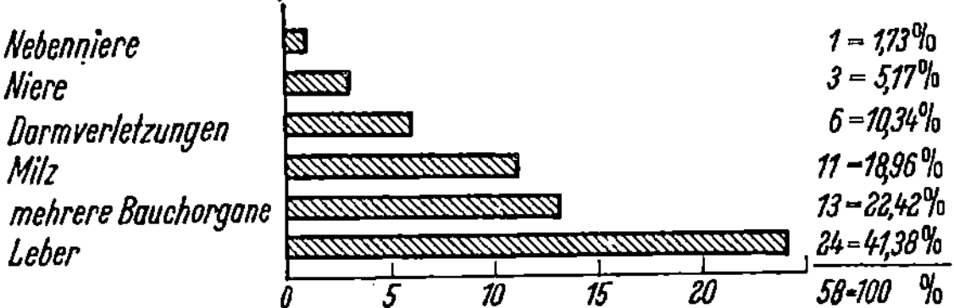

Abb. 23. Verletzungen der Bauchorgane. Gesamtzahl 317 = 100%, 58 = 18,23%

Es zeigt sich, daß bei Gewalteinwirkungen gegen den Thorax selbstverständlich häufig auch die Bauchorgane in Mitleidenschaft gezogen werden. Darauf muß besonders bei der Diagnose immer geachtet werden. Der Häufigkeit nach an erster Stelle stehen Verletzungen der Leber.

3. Knochenverletzungen (mit Ausnahme des Thoraxskelets)

Aus der Abb. 24 geht hervor, daß in 22,71% Brüche im Sinne kombinierter Verletzungen, also ohne Beteiligung des Thoraxskelets, vorgelegen haben. Führend ist hier die Wirbelsäulenfraktur mit 38,89%, allerdings mit der Einschränkung, daß es sich bei diesen 28 Fällen 19mal um die Brustwirbelsäule handelte. In den übrigen Fällen waren es vornehmlich Brüche oder Verrenkungsbrüche im Bereich der Halswirbelsäule. Dies ist nicht verwunderlich, da ja gerade bei Verkehrsunfällen, die das Hauptkontingent darstellen, die Halswirbelsäule besonders häufig betroffen wird. An nächster Stelle stehen mit 22,22% multiple Frakturen. Auffallend und nicht einfach zu erklären ist, daß die unteren Extremitäten mit 19,45% wesentlich häufiger vertreten waren als die oberen Extremitäten mit 6,95%. Diese wird sogar noch durch die Beckenfrakturen mit 8,33% übertroffen. Allerdings muß hier insofern eine Ein-

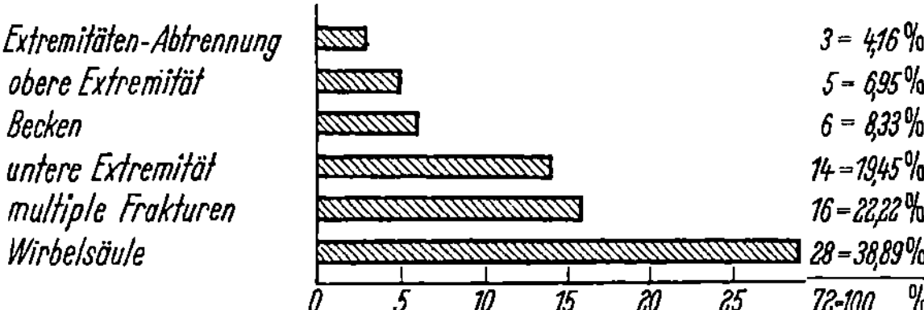

Abb. 24. Frakturen (ohne Thorax). Gesamtzahl 317 = 100%, 72 = 22,71%

schränkung erfolgen, als Schlüsselbeinfrakturen, die eigentlich zum Schultergürtel gezählt werden können, schon unter die Thoraxskeletverletzungen eingereiht und besprochen wurden (s. S. 12).

Extremitätenabtrennungen fanden sich schließlich in 4,16% aller Fälle von Frakturen.

Zusammenfassend läßt sich erkennen, daß die Wirbelsäule am häufigsten verletzt war, daß aber multiple Frakturen und Brüche der unteren Extremität mit ungefähr dem gleichen Prozentsatz an nächster Stelle stehen. Vielleicht hängt diese Reihung mit der Tatsache zusammen, daß eine große Anzahl unserer Verletzten offene Fahrzeuge benützen oder daß es sich um Fußgänger handelte, deren schwere Stürze immer wieder eine Verletzung der unteren Körperhälfte zur Folge hatten.

XII. Fettembolie

1. Allgemeines und Entstehung

Die Fettembolie stellt eine äußerst gefährliche und meist lebensbedrohliche Komplikation bei jeder Art von Unfällen dar. In unserem Obduktionsmaterial konnten wir sie in 2,8% der Fälle als alleinige Todesursache finden. In vielen weiteren Fällen war sie zumindest mitbestimmend.

Entsprechend der großen Bedeutung der Fettembolie sind zahlreiche, schon kaum mehr erschöpfend zu referierende Arbeiten erschienen. Be-

reits 1896 von PUPPE und zwei Jahre später in Wien von CARRARA wurde
die Bedeutung der Fettembolie für die gerichtliche Medizin hervorgeho-
ben. R. STICH hat sich in einem ausführlichen Referat auf der 74. Tagung
der Deutschen Gesellschaft für Chirurgie mit ihrer Problematik beschäftigt. Trotzdem wird die hohe praktische Bedeutung der Fettembolie
nicht nur von Ärzten der allgemeinen Praxis, die ja oft die erste Hilfe bei
Verkehrsunfällen zu leisten haben, sondern wie es scheint, auch von klinischer Seite vielfach unterschätzt. Es ist auch bis heute noch unmöglich,
genaue Zahlen anzugeben, da einwandfreie Statistiken allenthalb fehlen.

In einem Überblick zur Pathogenese der Fettembolie berichtete
STICH, daß man zuerst der Meinung war, alles Fett bei der Fettembolie
stamme nur aus der Bruchstelle des Knochens, sammle sich im Bruch-
hämatom und werde durch eine Visa a tergo bzw. durch die saugende
Kraft der Knochenvenen in die Blutbahn gebracht. Dies wird heute kaum
noch ernstlich in Betracht gezogen, da die Fettembolie auch ohne Knochenverletzung vorkommt und man hat daher nach weiteren Fettquellen
gesucht. In erster Linie kommen Zertrümmerungen des Fettgewebes der
Weichteile, des Unterhautzellegewebes, des Fettes der Bauchhöhle in
Frage. Da jedoch durchaus nicht immer auch starke Weichteilzertrüm-
merungen vorhanden sind, muß auch an die Möglichkeit einer Beteiligung
des Blutfettes gedacht werden (NAUNYN). Hier kann allerdings nur dann
eine Fettembolie entstehen, wenn der stabile Emulsionszustand gestört
wird, so daß freies, großtropfiges Fett in die Blutbahn gerät. Bisher ist es
noch nicht gelungen, einen derartigen Vorgang der Entemulgierung im
Tierversuch nachzuahmen. KRÖNKE, der sich mit diesem Thema vor
kurzem befaßt hat, führt die Entemulgierung nicht auf Änderungen der
Blutzusammensetzung, Störungen des Säurebasengleichgewichtes, Änderungen der Oberflächenspannung und Stoffwechselprodukte usw. zurück,
sondern stellt die Theorie auf, daß überschießende ‚fettspaltende Fermen-
te, die Lipasen, die sich in den Verdauungssäften und in den Organen
selber finden, eine wichtige Rolle im Geschehen der traumatischen Fettembolie spielen. Der Anstoß zur Lipasebildung gehe von den oft nur
geringen Mengen freien Fettes aus, die von der Frakturstelle in die Blutbahn gelangen. KRÖNKE nennt nun diesen Vorgang Lipaseentgleisung.
Ähnliche Gedanken wurden schon früher von einigen anderen Autoren
geäußert (NATHER und SUSANI, STRUPPLER, FLACH u. a.). So konnte man
beweisen, daß nach einer Fetteinschwemmung ins Blut der Lipasespiegel
erhöht wird.

MOSER und WURNIG kommen zu der Überzeugung, daß sich die traumatische Fettembolie praktisch nur dann schädigend auswirkt, wenn der
Kranke gleichzeitig im Zustand der Kreislaufschwäche (Schock) oder des
Blutverlustes ist. Es komme deshalb bei der Therapie darauf an, die
potenzierende Wirkung der Fettembolie bei gleichzeitiger Kreislauf-
schädigung durch rechtzeitige und geeignete Kreislauftherapie auszu-
schalten. Unserer Meinung nach kann diese These nicht in allen Fällen
überzeugen, denn wir erleben es jährlich in eindrucksvollen, allerdings
seltenen Fällen, daß schon beim Vorliegen einer einfachen geschlossenen
Fraktur, meist bei Jugendlichen, ein letaler Ausgang auf Grund einer Fett-

embolie zustande kommt und dies auch ohne Vorliegen eines offenen Foramen ovale. Auch R. STICH erwähnt besonders, daß es nach der primären pulmonalen Fettembolie ohne weiteres zu der sekundären Fettem-embolie des großen Kreislaufes kommen kann. Im großen Kreislauf werden dann andere Organe, vornehmlich Gehirn, aber auch Kranzarterien der Herzens, das Myokard selbst, Nieren, Milz und Leber geschädigt. Diese Feststellung erscheint uns wichtig, da sie noch vor kurzer Zeit angezweifelt wurde.

2. Auswertung unseres Materials

Um das Ausmaß oder die Intensität der Fettembolie einigermaßen festzustellen, sind mehrere Methoden angegeben worden. Am gerichtsmedizinischen Institut der Universität Innsbruck wird die mikroskopische Bestimmung des embolisierten Fettes in der Lunge durchgeführt und zunächst immer ein Doppelmesserschnitt angelegt, da bei Gefrierschnittpräparaten das Fett herausgepreßt werden kann und dadurch Fehlbestimmungen entstehen. Die Wertung der Befunde wird nach folgenden Gesichtspunkten der Reihe nach durchgeführt:

1. Fett in Spuren: Hier kann man gerade erst einzelne und meist verteilt vorzufindende Fetttröpfchen feststellen. Diese geringe Form der Fettembolie ist sicherlich klinisch bedeutungslos.

2. Ein Kreuz positiv: Fett ist wohl schon deutlich in Gruppen feststellbar, aber noch in geringem Ausmaße. Auch hier dürfte klinisch keine wesentliche Störung vorliegen.

3. Zwei Kreuz positiv: Das Fett ist bereits ziemlich häufig und in größeren Arealen festzustellen, klinisch ist diese Form der Fettembolie sicherlich schon von Bedeutung und kann zumindest mitbestimmende Todesursache sein.

4. Drei Kreuz positiv: Hier liegt bereits eine schwere Form der Fettembolie vor, größere Gefäßgebiete sind verstopft und klinisch kann dies allein schon die Todesursache sein.

5. Vier Kreuz positiv: Bedeutet die massivste Form sicher tödlich wirkender Fettembolien.

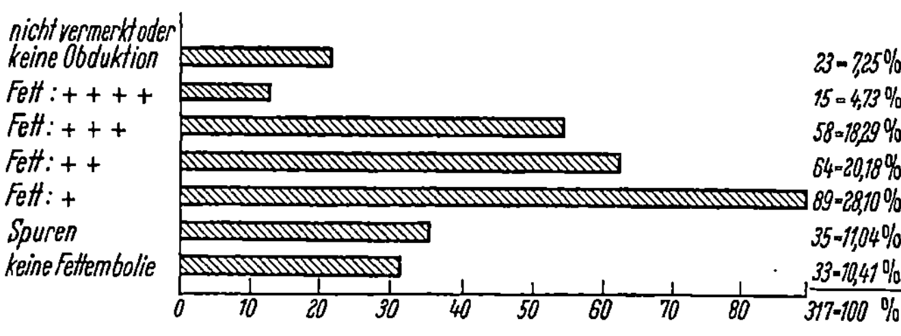

Abb. 25. Fettembolie

a) *Vorkommen der Fettembolie:* In Abb. 25 ist die Fettembolie an unseren 317 Obduktionen getrennt nach den verschiedenen Stadien aufgezeigt. Dabei muß eingangs festgestellt werden, daß in 2,8% aller Obduktionsfälle als einzige Todesursache überhaupt nur massive Fettembolien gefunden wurden. Nur in 10,41% der Fälle, bezogen auf das Gesamtobduktionsmaterial, war keine Fettembolie festzustellen. Wenn man noch die 7,25% jener Fälle hinzuzählt, bei denen entweder keine Obduktion vorgenommen wurde oder bei denen die Fettembolie aus irgend-einem Grunde nicht vermerkt ist, ergibt sich immerhin der hohe Prozentsatz von 82,34%, in dem eine Fettembolie gefunden wurde.

Weiter ist der Abbildung zu entnehmen, daß in 11,04% Fett in Spuren, in 28,10% + positiv Fett gefunden wurde. In 20,18% der Fälle ergab der Befund

+ + positiv und in 18,29% der Fälle lag + + + positiv vor. Schließlich fand sich eine massive Fettembolie mit + + + + positiv in immerhin noch 4,73% der Fälle.

b) *Fettembolie — Überlebenszeit:* In Abb. 26 wurden die einzelnen Überlebenszeitabschnitte zusammengefaßt (nach sofortigem Tod, an der Unfallstelle, Tod am Transport, Tod im Krankenhaus bis zu 6 Std. und schließlich Tod im Krankenhaus über 6 Std.). Innerhalb dieser einzelnen Zeitabschnitte wurden nun die Fettemboliebefunde vermerkt und in Prozenten ausgedrückt und die Intensität des eingeschwemmten Fettes verzeichnet.

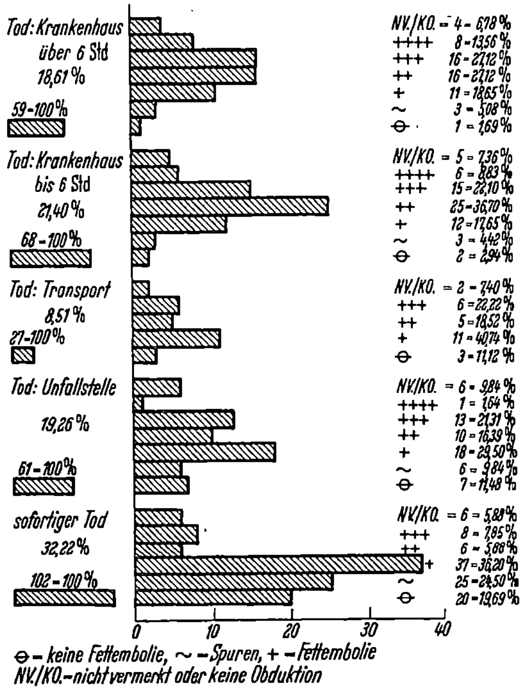

Abb. 26. Fettembolie (Überlebenszeit)

Daraus lassen sich nun einige Tatsachen ablesen. Mit zunehmender Überlebenszeit nimmt die Zahl jener Fälle prozentuell ab, bei denen überhaupt keine Fettembolie gefunden wurde. Bei den sofort verstorbenen Fällen fehlte der Befund einer Fettembolie in 20%, während bei jenen Verletzten, die im Krankenhaus mehr als 6 Std. gelebt haben, nur in 1,69% der Fälle keine Fettembolie gefunden wurde. Weiter ist zu erkennen, daß bei den sofort zugrunde gegangenen Verletzten doch immerhin mit 36,20% jene Fälle führen, bei denen +positiv festgestellt wurde. Bei den anderen Patienten, die an der Unfallstelle zugrunde gegangen sind und bei den Transporttodesfällen waren ebenfalls gerade noch positiv gewertete Befunde vorhanden. Mit zunehmender Überlebenszeit führen dann bei den im Krankenhaus bis zu 6 Std. Verstorbenen immerhin jene Fälle, die als + + positiv, als stärker mit fettembolischen Prozessen belastet, zu bezeichnen sind. Schließlich ist bei der letzten

Anzahl der Verletzten, nämlich jenen, die im Krankenhaus mehr als 6 Std. überlebt haben, immer ein $++$ bis $+++$ positiver Befund vorhanden gewesen.

Es läßt sich als *Zusammenfassung* sagen, daß die Fettembolie wohl äußerst rasch auftritt, sich dann aber protrahiert entwickelt und zumindest für gewisse Zeit an Intensität zunimmt. Die Konsequenzen, die wir daraus ziehen müssen, sind wohl die, daß wir immer an die Fettembolie und an ihre Auswirkungen denken und daß in Zukunft sowohl in der Prophylaxe als auch in der Therapie nach neuen Wegen gesucht werden muß.

Wenn wir uns nunmehr jene Fälle betrachten, die sofort verstorben sind, so läßt sich augenscheinlich nicht sofort erklären, warum bei immerhin 6 bzw. 8% der Fälle bereits eine $++$ und sogar $+++$ positive Fettembolie festgestellt werden konnte. Unter „Soforttod" sind dabei nur jene Fälle zusammengefaßt, die tatsächlich derartig schwere Verletzungen erlitten hatten, daß der Tod augenblicklich eingetreten sein muß (z. B. Zugüberfahrungen mit Kopfabtrennung). Man muß hier wohl sicher annehmen, daß zur Einschwemmung von Fett in den kleinen Kreislauf zumindest für kurze Zeit noch ein Blutstrom vorlag. Dies ist durch einige Beobachtungen belegt. Auch bei schwersten, sofort tödlich wirkenden Verletzungen ist die Herzaktion noch zumindest für ganz kurze Zeit vorhanden. Wenn wir nun in dieser Zeitspanne immerhin noch in einem hohen Prozentsatz Fettembolien feststellen konnten, so kann dies als Hinweis dafür gelten, wie schnell, sogar augenblicklich, die Fetteinschwemmung bei einer Gewalteinwirkung entstehen kann.

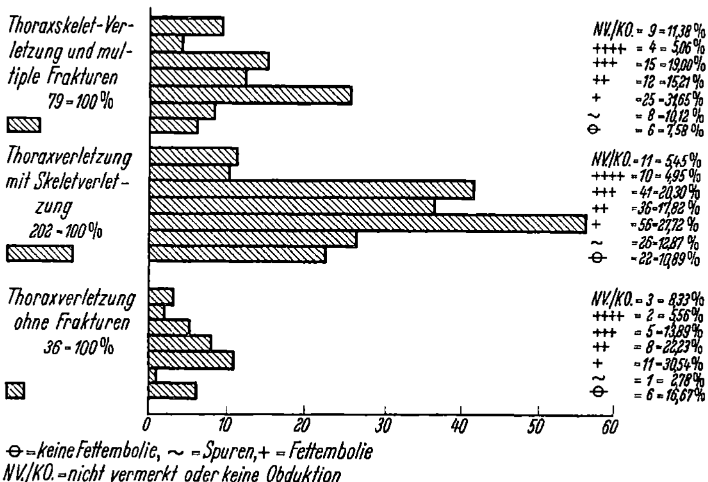

Abb. 27. Fettembolie und Verletzungsart

c) *Fettembolie und Verletzungsart:* in Abb. 27 wurde das gesamte Obduktionsmaterial in 3 Gruppen nach der Verletzungsart unterteilt und zwar in Thoraxverletzungen ohne Frakturen, in Thoraxverletzungen mit

Beteiligung des Skelets und schließlich in schwerste Thoraxskeletverletzungen mit multiplen Frakturen. Innerhalb dieser Gruppen wurde wieder eine prozentuelle Aufteilung der einzelnen Fettemboliestärken getroffen. In allen 3 Gruppen ist nun auch prozentuell mit ungefähr dem gleichen Anteil die Fettembolie + positiv führend. Es zeigt sich aber, daß an zweiter Stelle bei den Verletzungen ohne Frakturen die Fettembolie + + positiv steht, während sie bei jenen Verletzungen, die mit Frakturen vergesellschaftet waren, erst an dritter Stelle folgt. Hier sind jene mit + + + positiv an nächster Stelle zu finden. In den letzten beiden Gruppen nimmt sie ungefähr den gleich hohen Prozentsatz ein, während mit + + + positiv die Thoraxverletzungen ohne Frakturen doch etwas zurückfallen. + + + + positiv fand sich bei allen 3 Gruppen ungefähr in gleich hohem Prozentsatz. Es läßt sich aus dieser Abbildung feststellen, daß die Intensität der Fettembolie bei Thoraxskeletverletzungen mit Fraktur oder gar multiplen Frakturen höher ist als bei jenen ohne Fraktur. Der Unterschied ist allerdings nicht groß, so daß man fast annehmen müßte, daß zusätzliche Frakturen keine große Rolle spielen. Dies deckt sich im übrigen mit den eingangs erwähnten, derzeit geltenden Entstehungserklärungen der Fettembolie.

Abschließend muß betont werden, daß sich gerade bei Thoraxverletzungen in doch erhöhtem Maße sowohl qualitativ als auch quantitativ beträchtliche Fettembolien finden lassen und daß sie bei der Differentialdiagnose, wie noch zu besprechen sein wird, besonders beachtet werden muß. Es scheint sogar, daß gerade Thoraxverletzte durch die Fettembolie in besonderem Maße gefährdet sind.

Zweiter Teil

Auswertung unserer klinischen Fälle

A. Einleitung und Statistik

I. Allgemeines

Bisher wurden auf Grund des Obduktionsmaterials eine Reihe von statistischen Unterlagen gewonnen, die bereits einige Probleme aufzeigten, welche bei der Indikation für *Sofortmaßnahmen am Unfallort* und weiter beim *Transport* nicht außer acht gelassen werden dürfen. In der Folge soll das weitere Schicksal der Brustkorbverletzten *im Krankenhaus* abgehandelt werden. Dabei wird mit voller Offenheit auch über die eventuell begangenen Fehler zu sprechen sein, denn nur so können offene Fragen der Therapie beantwortet werden. Es muß verständlicherweise ein kritischer und strenger Maßstab angelegt werden und vor allem die Frage im Vordergrund stehen, ob nicht der eine oder andere Brustkorbverletzte hätte am Leben erhalten werden können. Eingangs ist das eigene Krankengut an Verletzten statistisch zusammengestellt, jedoch im Lichte der bereits erfolgten Besprechung möglichst kurz gefaßt und nur soweit ausgewertet worden, als dies für unsere klinischen Ausführungen notwendig war.

II. Statistik

1. Gesamtzahl

Um eine gleichwertige Ausgangsbasis zu schaffen, wurde der gleiche Zeitabschnitt, nämlich 1955 bis einschließlich 1960 wie bei dem gerichtlich medizinischen Obduktionsmaterial gesichtet. In diesem Zeitabschnitt wurden an der Unfallstation der Chirurgischen Universitätsklinik Innsbruck 462 Verletzte mit Brustkorbtraumen stationär aufgenommen. Ambulant behandelte Brustkorbtraumen sind nicht einbezogen, da sie selbstverständlich leichterer Natur sind und nach dem allgemein üblichen Indikationsschema höchstens die Fraktur einer Rippe ohne irgendwelche Komplikationen betreffen. In 79,20% der stationären Patienten waren Männer, in 20,80% Frauen verunglückt; eine Verhältniszahl, die ungefähr mit jener bei den gerichtlich Obduzierten gefundenen übereinstimmt.

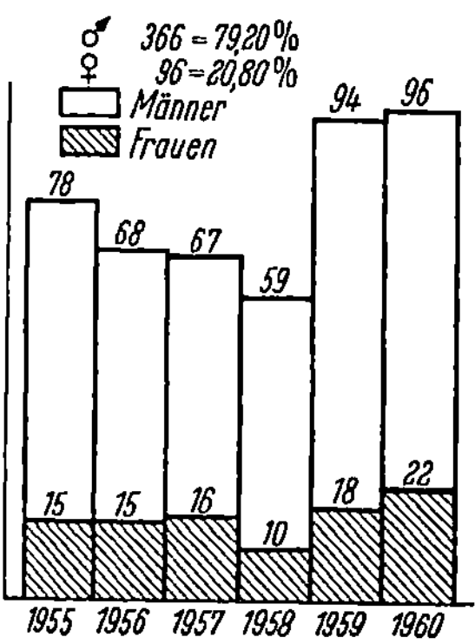

Abb. 28. Gesamtzahl 1955 — 1960. 462 Fälle = 100%

In der Abb. 28 sind die Verletzten nach dem Aufnahmejahr geordnet. Hier fällt neuerlich die verhältnismäßig große Anzahl im Jahre 1955 auf. Es zeigt sich aber weiter, daß gerade in den beiden letzten Jahren der Berichtszeit eine deutliche Zunahme der Brustkorbverletzungen vorlag.

Von den 462 Verletzten wurden 8 mit offenen Thoraxverletzungen eingeliefert. Dies entspricht dem geringen Prozentsatz von 1,73%. Zwei dieser Patienten starben. Der eine nach einem Herzstich, der trotz operativer Versorgung einer Verblutung erlag (1498/56). Der andere starb nach einer Blutung aus der A. mammaria interna, die auswärts zuerst versorgt worden war und der darnach in bereits moribundem Zustand an unsere Klinik gebracht wurde (s. S. 34). Ein überlebender Fall dieser Gruppe ist insofern erwähnenswert, als es sich um eine offene Zweihöhlenverletzung handelte (2607/59): Der 52-jährige Landwirt war bei der Holzarbeit ausgerutscht und hatte sich dabei an einem scharf hervorragenden Ast eine ausgedehnte Wunde zugezogen, die schräg über den Bauch bis in die linke vordere Axillarlinie zum Brustkorb hinreichte. Das Abdomen war breit eröffnet, der Darm vorgefallen, der Magen eröffnet. Das Zwerchfell zeigte einen 15 cm langen Riß, ebenso der Herzbeutel, welcher auf etwa 10 cm Länge eröffnet war. Es fanden sich überall Tannennadeln und sogar Ameiseneier in den Wunden. Nach der primären Versorgung kam es postoperativ zu einem geringen Pleuraemphysem, das aber gut beherrscht werden konnte.

2. Altersgruppen

In der Abb. 29 sind unsere klinischen Fälle in Dezennien aufgeteilt dargestellt. Am stärksten vertreten ist das 6. Dezennium mit 20,25%. Mit ungefähr der gleich hohen Prozentzahl war es das 3. Dezennium bei den Obduktionsfällen. Sonst zeigt sich bei einem Vergleich gegenüber

dem Obduktionsmaterial kein wesentlicher Unterschied; das 1., 9. und
10. Dezennium sind in beiden Tabellen gleich selten vertreten.

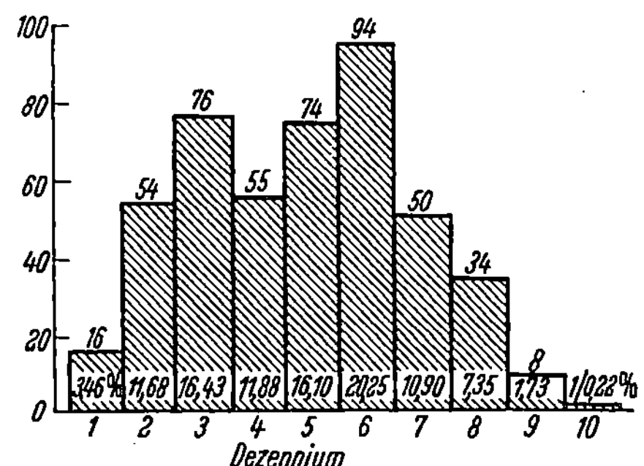

Abb. 29. Altersgruppen 1955 – 1960. 462 Fälle = 100 %

3. Unfallhergang

(Vgl. Abb. 30 mit Abb. 3)

Bei unserem klinischen Verletztengut führt wie beim Obduktionsmaterial der *Straßenverkehr als Unfallursache*, doch ist bereits hier ein
beträchtlicher Unterschied zu erkennen (klinische Fälle 47,32%, Obduktionsmaterial 58,04%). In beiden Abbildungen folgen der Häufigkeit
nach die *Unfälle bei der Arbeit*. Hier führen die klinischen Fälle mit
20,26%, während es bei den Obduzierten 11,60% waren. Ziemlich knapp

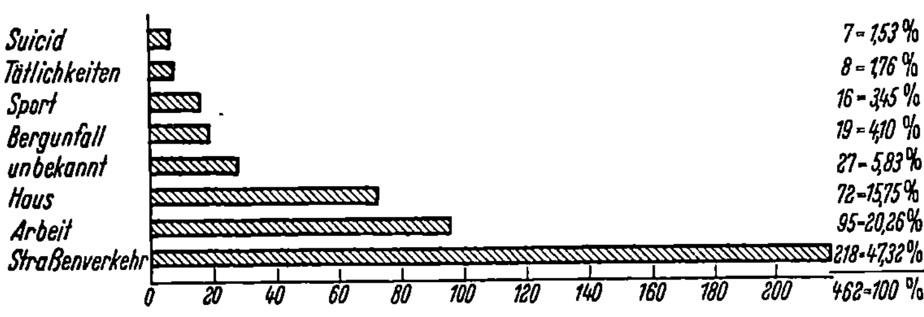

Abb. 30. Unfallhergang. 462 Fälle = 100 %

darauf, nämlich mit 15,75% reihen sich nun *Unfälle im Haus* an, die im
Obduktionsmaterial nur mit 4,47% vertreten waren. Bei den klinischen
Fällen folgen nun mit 5,83%, einem verhältnismäßig hohen Prozentsatz,
jene, bei denen der Unfallhergang nicht bekannt war. *Berg- und Sportunfälle* sind ungefähr in der gleich hohen Prozentzahl in beiden Tabellen
vertreten. Am seltensten lag bei den klinischen Patienten *Suicid* als
Unfallursache vor; hier war beim Obduktionsmaterial selbstverständlich
der Prozentsatz ein wesentlich höherer.

Zusammenfassend ergibt der Vergleich beider Statistiken ungefähr die
gleiche Reihenfolge mit ziemlich übereinstimmenden Prozentzahlen. Der
augenfälligste Unterschied besteht nur darin, daß Hausunfälle und solche

bei der Arbeit für den klinischen Patientenkreis wichtiger sind, während
Suicid fast keine Rolle spielt, da einerseits in den meisten Fällen Kopf-
schüsse und nur selten Herzschüsse versucht werden, andererseits letztere
nur selten noch lebend ein Spital erreichen.

4. Gewalteinwirkung
(S. Abb. 31, vgl. mit Abb. 7)

Der Häufigkeit nach führen selbstverständlich auch hier Todesfälle,
die durch den Straßenverkehr zustande kamen. Es ergab sich lediglich
eine Verschiebung der Unfallursache, weil bei den klinischen Fällen der
Zusammenstoß mit 22,03%, An- oder Überfahrenwerden aber erst mit
10,70% an vierter Stelle folgt. Häufiger als in der Todesfallstatistik
vertreten sind Sturz bis 2 m und Ausrutschen am Boden mit Auffallen auf irgendeinen harten Gegenstand. Mit fast der gleich hohen Pro-

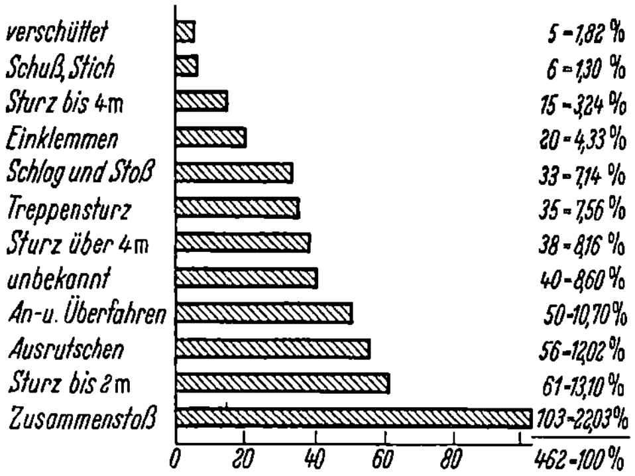

Abb. 31. Art der Gewalteinwirkung. 462 Fälle = 100 %

zentzahl folgen jene Gewalteinwirkungen, die durch Sturz über 4 m,
durch Treppensturz oder direkt durch Schlag oder Stoß entstanden waren.
Wenn man rein optisch beide Abbildungen vergleicht, fällt auf, daß
beim Obduktionsmaterial Überfahren und Zusammenstoß im Straßenverkehr das Hauptkontingent stellen und als nächstes wohl noch der
Sturz über 4 m folgt. Die anderen Gewalteinwirkungen fallen dagegen
deutlich zurück. Bei den klinischen Fällen steht zwar ebenfalls der Zusammenstoß mit 22,03% im Vordergrund, die Aufteilung der anderen
Gewalteinwirkungen ist aber eine nahezu gleichbleibende, wobei vor
allem der Sturz über eine Treppe und das Ausrutschen hervorzuheben
sind.

5. Klinikaufenthalt
(Abb. 32)

Von unseren 462 Verletzten sind 57 gestorben und bei der Berechnung der durchschnittlichen Krankenhausaufenthaltsdauer nicht berücksichtigt. Weitere 63 Fälle
wurden ausgeschlossen, weil Nebenverletzungen vorlagen, die einen beträchtlich
verlängerten Klinikaufenthalt verursachten (z. B. bei einem gleichzeitig vorliegenden
Oberschenkelbruch) und sich bei ihrer Berücksichtigung das charakteristische Bild
der Dauer von Brustkorbverletzungen verschoben hätte. Die Aufschlüsselung ergibt

nun, daß 30,26% der Verletzten 4 bis 7 Tage an der Klinik stationär aufgenommen waren. 1 bis 3 Tage Aufenthaltsdauer hatten 14,05% der Fälle. Hier handelte es sich um Brustkorbtraumen, die lediglich zur Beobachtung eingeliefert wurden. Ein verhältnismäßig großer Prozentsatz der Patienten (22,45%) war 8 bis 11 Tage und 13,45% waren bis zu 16 Tage stationär aufgenommen. Schließlich ergibt sich eine Zahl von 1,62% für diejenigen Patienten, die länger als 6 Wochen wegen ihrer Brustkorbverletzung aufgenommen waren. Es sind dies die wirklich schwersten Fälle, die eine lange Behandlungsdauer notwendig machten.

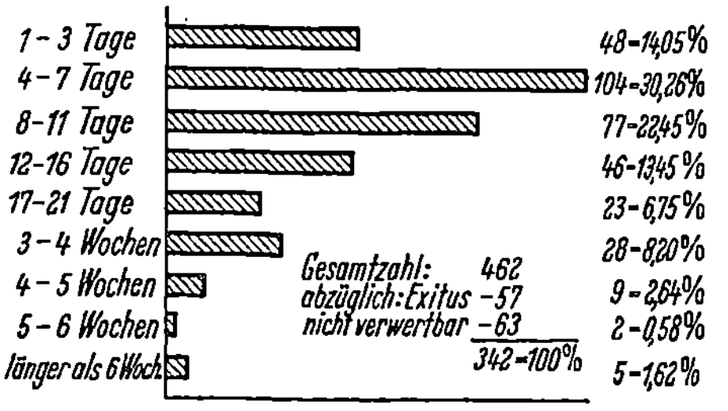

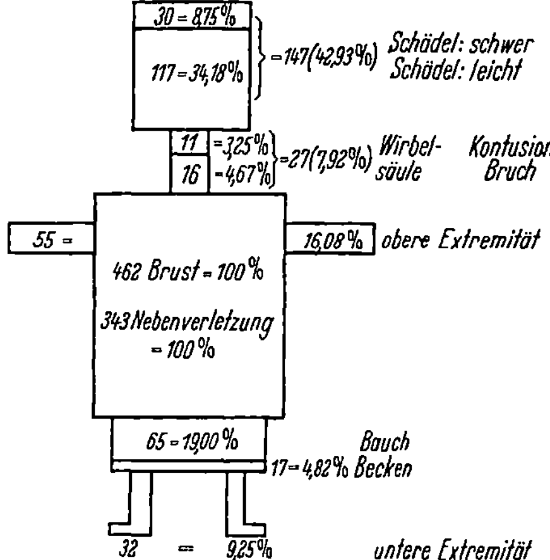

Abb. 32. Klinikaufenthalt

6. Nebenverletzungen

(Abb. 33)

In dieser Zusammenstellung sind nun mehrfache oder Zweitverletzungen nach Körperregionen geordnet (Kopf, Wirbelsäule, Bauch, Becken sowie Extremitäten in ihrer Relation zum Thorax) wiedergegeben.

Abb. 33. Nebenverletzungen. Gesamtzahl 462

Es fanden sich insgesamt 343 Nebenverletzungen; 68% aller unserer klinischen Fälle hatten demnach multiple Verletzungen. Es sei vielleicht gleich darauf verwiesen, daß neuerlich eine auffallende Gleichheit im prozentuellen Anteil einerseits der klinischen und andererseits der Obduktionsfälle vorliegt. So fand sich im Obduktionsmaterial in 40,38% und bei den klinischen Fällen 42,93% eine Mitbeteiligung des Schädels, der somit als Nebenverletzung dominiert. Allerdings ist zu bemerken, daß in 8,75% derart schwere Schädelverletzungen vorgelegen haben, daß sie eigentlich nicht mehr als Nebenverletzung bezeichnet werden konnten und in manchen Fällen auch allein zum Tod führten. Das Abdomen war beim Obduktionsmaterial in 18,23% und in unserem klinischen Patientenkreis bei 19% betroffen. 7,92% der Verunfallten hatten Wirbelsäulenschäden erlitten, allerdings nur 4,67% davon nachweisbare Brüche. Die obere Extremität war häufiger (16,08%) als die untere (9,25%) verletzt; das Becken bei 4,82% aller Aufgenommenen.

7. Mortalität

(Abb. 34)

Von unseren 462 Thoraxverletzten sind, wie bereits angeführt, 57, das sind 12,3%, gestorben. In 7,14% der Fälle ließ sich die Todesursache auf die Brustkorbverletzung allein zurückführen. In den übrigen Fällen waren sogenannte Nebenverletzungen zumindest mitbestimmend: In 2,16% lagen Brust- und mehrfache schwere Nebenverletzungen vor, in 1,50% waren neben dem schweren Brusttrauma noch tödliche Verletzungen des Schädels zu verzeichnen.

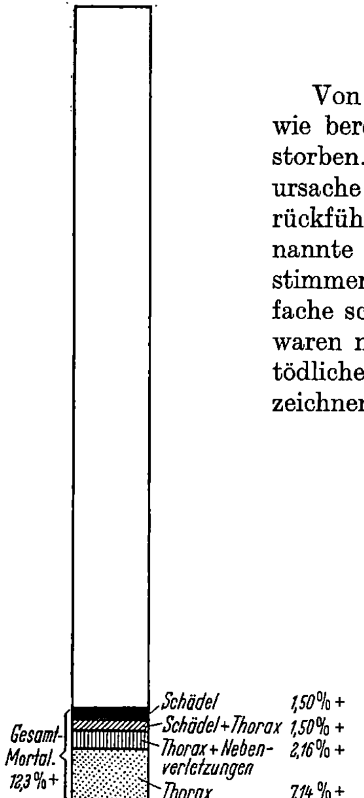

Abb. 34. Mortalität. Gesamtzahl 462, davon 57 gestorben = 12,3%

B. Differentialdiagnose und Problemstellung

In den nun folgenden Abschnitten soll an Hand des klassischen klinischen Untersuchungsganges versucht werden, wichtige Punkte der Differentialdiagnose herauszuarbeiten. Dabei muß bereits anfangs dringlich auf jene Gefahren aufmerksam gemacht werden, die gerade bei Thoraxverletzten drohen und zunächst wichtiger sind als alle Untersuchungen im eigentlichen Sinn. In vielen Fällen hängt von der Soforthilfe überhaupt die Möglichkeit einer weiteren Therapie ab. Dabei ist eine Reihe von Maßnahmen entweder schon am Unfallort, am Transport oder dann schließlich im Krankenhaus zu treffen. In einem weiteren Abschnitt sind die einzelnen Verletzungsarten und ihre spezielle Therapie noch gesondert zu besprechen.

I. Anamnese

Mit der Frage nach dem Unfallort, dem Unfallhergang und der Unfallzeit sind bereits wesentliche Unterlagen für die Beurteilung einer Verletzung in Erfahrung zu bringen. Weiter ist es wichtig, ob schon irgendwelche Maßnahmen ergriffen wurden. Schmerzstillende Drogen können das Bild einer vorliegenden Zweihöhlenverletzung verschleiern und die Frage nach den Schmerzen des Verletzten sinnlos machen. Transfusionen und besonders die Verschreibung blutdruckbeeinflussender Medikamente sind gelegentlich imstande, eine innere Blutung anfangs scheinbar zu kompensieren. Immer wieder ist man erstaunt, welche Mengen aspirierten Materials auch bei Patienten zutage gefördert werden können, die nach eigener oder nach Angabe des Begleitpersonals gar nicht erbrochen haben.

II. Inspectio

1. Bewußtseinslage

Das Bewußtsein eines schwer Thoraxverletzten kann aus mehreren Ursachen gestört sein, vor allem dann, wenn zusätzlich noch eine Schädelverletzung vorliegt. Aber schon allein durch das Darniederliegen des Kreislaufes oder durch eine Anoxämie des Gehirns sind Störungen der Bewußtseinslage möglich.

Dazu ein Beispiel: Ein 2-jähriges Kind (2242/57) wurde, als es auf die Straße lief, von einem Personenkraftwagen niedergestoßen und bereits kurze Zeit später mit dem Rettungswagen in unsere Klinik eingeliefert. Es zeigte sich bei der Aufnahme tiefe Bewußtlosigkeit, die Pupillen waren weit, reagierten aber träge auf Licht, zeitweise traten sogar Streckkrämpfe auf, so daß die Diagnose einer Contusio cerebri sicher schien und die entsprechende Behandlung eingeleitet wurde. Ohne das Bewußtsein wieder erlangt zu haben, starb das Kind nach 20 Std. Bei der Obduktion fanden sich außer einer ganz geringfügigen subduralen Blutung im Bereiche des Felsenbeines überhaupt keine Zeichen von Verletzungen am Gehirn und auch kein Bruch des Schädels. Im linken Brustraum waren aber unter einer Serienrippenfraktur von 5 bis 8 150 cm³ Blut, welches aus mehreren Lungenrissen stammte. Im Abdomen fand sich eine Milzruptur, eine Quetschung des Darmgekröses, der Nieren und des Dickdarmes. Hier war eine Blutung aus einer Milzruptur mit 250 cm³ entstanden. Die cerebralen Erscheinungen sind sicherlich durch den Blutverlust in den Brust- und Bauchraum und die dadurch bewirkte Anoxämie des Gehirns zu erklären.

2. Aussehen des Verletzten

a) *Schock:* Schon bei einfacher Betrachtung der Verletzten können wir feststellen, wie schwer sie schockiert sind. Blässe, kalter Schweiß und ein ängstliches Aussehen sind nach wie vor die sichersten Anzeichen. Wir vergewissern uns dennoch immer über die Pulslage und den Blutdruck. Es ist vielleicht vorweg zu vermerken, daß bei Aortenverletzungen der systolische Blutdruck erhöht sein kann, da zunächst eigentlich das Bild einer Isthmus stenose vorliegt. Hier kann bereits die Beobachtung differential-diagnostisch wichtig sein, daß an der unteren Extremität bei solchen Patienten der Puls nicht mehr zu tasten ist. Es sei noch besonders erwähnt, daß als auslösende Ursachen für Schockzustände allein schon Traumen verantwortlich sein können, die einen Pleuralreiz, Erschütterungen des Herzens und der Gebilde des Mediastinums im allgemeinen erzeugen. In der Hauptsache sind es aber wohl, abgesehen von schweren Schmerzzuständen, Blutungen einerseits und andererseits Fettembolien, die gerade bei Brustkorbverletzungen besonders häufig auftreten und in ihrem Zusammenwirken mit der Verletzungsart zu einem lebensbedrohlichen schockbedingten Zustandsbild führen.

b) *Cyanose:* Es wird im allgemeinen viel zu wenig beachtet, daß neben dem Schock oder auch scheinbar ohne wesentlichen Schock ein Brustkorbverletzter schwer cyanotisch sein kann. Dem Unerfahrenen gibt die Hautfärbung bei starker Anämie, selbst die der Lippen, kein genügend eindrucksvolles Bild. Dadurch kann die Cyanose alarmierend sein und zu einer Klärung ihrer Ursache drängen. In eine Behinderung der Atmung, in Störungen, die im kleinen Kreislauf liegen und solchen, die am Herzen zu suchen sind, haben wir die häufigsten, unmittelbar lebensbedrohenden Zustände zu sehen und so ist die Feststellung einer, wenn auch maskierten Cyanose, unbedingt notwendig.

c) *Deformität:* Bei schwersten Brustkorbverletzungen kann eine sichtbare Deformität des Brustkorbes vorliegen, die das Ausmaß der Schäden deutlicher anzeigt als alle anderen Erscheinungen. Sie können allerdings durch Hämatome, durch Hautemphyseme, ja sogar durch Verschmutzung oder Blutverkrustung zunächst unentdeckt bleiben. Vor allem aber ist gerade hier ein häufig gemachter Fehler anzumerken, der, einen Brustkorbverletzten zu untersuchen, welcher nicht völlig entkleidet wurde. An dieser Stelle ist allerdings zu vermerken, daß die Entkleidung von Verletzten am Unfallort nicht gefahrlos ist, insbesondere wenn dies von Laien geschieht; sehr oft aber auch kann durch geschultes Personal hier unkorrigierbarer Schaden angerichtet werden schon allein durch die Tatsache, daß dabei viel wertvolle Zeit verloren geht. Gerade bei zunächst harmlos erscheinenden Unfällen muß man sich im Krankenhaus jedoch um ein Bild des Gesamtausmaßes einer Verletzung bemühen und es erscheint völlig unstatthaft, die Inspektion, das einfachste aller Untersuchungsverfahren, unvollständig durchzuführen.

3. Beschaffenheit der Haut

a) *Wunden:* Wenn eine Wunde vorliegt, ist selbstverständlich die entscheidende Frage die nach der Eröffnung des Brustkorbes. Nicht unbedingt ist immer sofort die Möglichkeit einer Feststellung gegeben, da ein offener Pneumothorax durch ein Blutgerinnsel oder durch Verschieben der Brustwandschichten temporär verschlossen sein kann. Keinesfalls soll man eine Wunde im Bereich des Brustkorbes bagatellisieren und vorweg annehmen, daß keine Eröffnung des Thoraxraumes vorliegt.

b) *Hämatome:* Diese zeigen als charakteristisches Zeichen immer die Stelle der Gewalteinwirkungen an. Es soll stets daraufhin untersucht werden, ob es sich lediglich um subcutane Veränderungen handelt, oder ob das Hämatom eine tiefere Blutung bedeutet. Insbesonderes größere, rasch anwachsende Prozesse können auf Verletzungen der A. mammaria interna zurückgehen oder aus den Intercostalgefäßen stammen. Die Größe des dabei entstehenden subcutanen Blutverlustes ist beträchtlich und wird immer wieder unterschätzt.

c) *Schwellungen* gehen in der Hauptsache auf Hautemphyseme zurück und sind meist schon in kurzer Zeit sichtbar. Wenn sie sich rasch ausdehnen, so muß an einen Spannungspneumothorax gedacht werden und es müssen sofort die dementsprechenden Maßnahmen (Entlastung) vorgenommen werden.

4. Atmung

Bei jeder Form der Brustkorbverletzung ist die Atmung mehr oder weniger behindert. Gerade diese Tatsache ist einer der lebensbedrohlichsten

Faktoren; es kann schon sofort an der Unfallstelle oder bei der Einlieferung ein schweres Zustandsbild entstehen. Die Differenzierung ist besonders bei Bewußtlosen schwierig, da sie oft eine unregelmäßige, meist tiefe und dann oft längere Zeit wieder aussetzende Cheyne-Stocksche Atmung haben, die zentral bedingt ist. Weiters muß man immer daran denken, daß auch abdominelle Verletzungen den Atemtyp beeinflussen können; bei einer größeren Blutung im Abdomen oder Verletzung von Oberbauchorganen kann der Patient nicht tief durchatmen.

Für die schwere Thoraxverletzung charakteristisch ist eine Schonatmung, oberflächlich, in vielen Fällen gepreßt, der Verletzte macht einen ängstlichen Eindruck und leidet sichtlich an Lufthunger.

Man muß nun sofort an folgende Möglichkeiten im Bereiche des Thorax denken und daraufhin untersuchen, um die nötigen Maßnahmen zu ergreifen.

a) *Die Atemwege* können durch *Sekret, Blut* oder erbrochenen *Mageninhalt* verlegt sein. Nicht selten sind *Fremdkörper*, z. B. Erde oder Gras in Mund und Nase gelangt und nur ungenügend entfernt worden. In allen diesen Fällen ist dabei zusätzlich eine Cyanose vorhanden. Es muß sofort abgesaugt und bei Nichtbesserung eventuell eine Intubation oder Tracheotomie vorgenommen werden.

b) *Die Atmung* kann allein schon durch den *Schmerz* schwer beeinträchtigt sein und die Verabreichung eines Analgeticums als Sofortmaßnahme erfordern. Opiate sind dazu ungeeignet, es muß ein Präparat gewählt werden, das nur geringe Beeinflussung des Atemzentrums nach sich zieht (z. B. Dolantin). Man muß sich jedoch immer vorher vergewissern, ob keine abdominellen Verletzungen vorliegen oder man muß dies in der Folge besonders im Auge behalten. In schweren Fällen von Rippenserienfrakturen, besonders bei beidseitigen, kann eine Intercostalnervenblockade vorgenommen werden, doch ist der Wert dieser oft empfohlenen Maßnahme äußerst zweifelhaft und ihre Durchführung zumindest zeitraubend.

c) *Spannungspneumothorax:* Die Atmungsstörung beim Vorliegen dieses Befundes ist besonders eindrucksvoll. Die Verletzten sind in richtiggehender Todesangst, sie ringen schwer nach Luft, sind eher blaß und zeigen meist ein besonders rasch zunehmendes Hautemphysem. Wenn sich dieser Befund ergibt, muß als Sofortmaßnahme eine Punktionsnadel in den Brustraum, etwa im 2. Intercostalraum eingestochen werden. Meist kommt man damit nicht aus und man muß zusätzlich noch Absaugen. Falls sich auch damit der Spannungspneumothorax nicht beheben läßt, darf mit der Thorakotomie nicht lange zugewartet werden, denn es liegt dann sicher eine Verletzung der großen Luftwege vor, die einer operativen Versorgung bedarf.

d) *Inthrathorakale Blutung:* Auch durch sie kann die Atmung schwerstens behindert werden. Das weitere Schicksal der Verletzten hängt von der Intensität der Blutung und von ihrer Quelle ab. Die ersten Maßnahmen bestehen vor allem darin, daß unter intensiver Schockbekämpfung und mit mehrfach wiederholten Röntgenaufnahmen genauest beobachtet werden muß, ob die Blutung rasch zunimmt oder nicht. Nur so kann der richtige Zeitpunkt für die Thorakotomie und chirurgische Stillung der Blutung erkannt werden.

e) *Stückbruch einer Brustkorbseite:* Dieser Befund liegt nur bei den schwersten Fällen vor. Dabei ist ein ganzes Stück der Brustwand ausgebrochen oder imprimiert. Es entsteht dann die gefürchtete sogenannte paradoxe Atmung.

III. Palpation

1. Druckschmerz und Kompressionsschmerz

Nicht nur die Skeletteile des Thorax (Rippen, Sternum, Clavicula, Wirbelsäule) sind sorgfältig auf Frakturen abzutasten, als Routineuntersuchung muß vor allem auch das Abdomen palpiert werden und besonders der Leberraum sowie die Gegend der Milz bei zunächst negativem Befund wiederholt abgetastet werden. Wie aus den späteren Ausführungen hervorgehen wird, ist eine kombinierte Verletzung zwischen Brustkorb und Abdomen nicht allzu selten.

2. Crepitatio

Das Knochenreiben bei Rippenbrüchen ist in manchen Fällen schon durch bloßes Auflegen der flachen Hand zu fühlen, besonders dann, wenn mehrere Rippen gebrochen sind. Allerdings hört man dieses Knochenreiben oft besser auskultatorisch. Abzulehnen ist jede forcierte Untersuchung, das Zusammenpressen verursacht nicht nur unnötige Schmerzen, es kann bei Spießfrakturen darüber hinaus gefährlich sein und Blutungen provozieren oder Hautemphyseme zur Entstehung bringen.

3. Hautemphysem

Ein stärker ausgeprägtes Hautemphysem läßt sich, wie erwähnt, schon bei der Inspektion feststellen. Solche, zweifelhaften Charakters, lassen sich durch die Palpation an dem eigentümlichen subcutanen Knistern verifizieren.

IV. Perkussion

1. Dämpfung

Eine intensive Dämpfung bedeutet bei einer frischen Thoraxverletzung praktisch immer eine Blutung; sofern sie nicht durch vorangegangene Erkrankungen zu erklären ist (Anamnese!). Damit verbunden ist schon die deutlich merkbare Aufhebung der Verschieblichkeit der Lungengrenze basal, die obere Lebergrenze reicht dann in manchen Fällen weit über das normale Maß hinaus. Keinesfalls aber sollen derartige Befunde allein erhoben bleiben; sie müssen, wenn immer möglich, durch Röntgenkontrollen verifiziert werden (siehe später).

2. Verschiebungen des Mediastinums

Hierauf, sowie auf die Verschiebung des Herzens ist besonders zu achten. Sie können einesteils durch Blutungen, andererseits durch einen Pneumothorax entstehen und geben immer Anlaß, das Bild der Verletzung als besonders schwer erkennen zu lassen.

3. Tympanitischer Schall

Dieser Befund wird nur bei einem Pneumothorax zu erheben sein. Bei gleichzeitiger Verdrängung des Mediastinums ist ein lebensbedrohliches Zustandsbild anzunehmen. Wenn zusätzlich ein rasch anwachsendes Hautemphysem vorliegt, darf für die Entlastungspunktion keine Zeit mehr verloren werden.

V. Auskultation

Neben der Möglichkeit, die Crepitation zu hören, ist eine Abschwächung oder gar fehlendes Atemgeräusch von Interesse. Rasseln kann die Teilobstruktion tieferer Bronchialwege erkennen lassen. Schließlich kann eine Veränderung der Herzgeräusche nicht nur auf Verletzungen schließen lassen, sondern auch dem erfahrenen Internisten die rechtzeitige Anordnung kardialer Unterstützung ermöglichen. So wäre vor allem darauf hinzuweisen, daß die Konsiliarberatung gerade bei der Anfangsuntersuchung auf die Mitwirkung eines mit der Lungendiagnostik im täglichen Umgang vertraut Gewordenen nicht verzichten soll.

VI. Röntgen

Wenn irgend möglich und dem Allgemeinzustand des Verletzten zuzumuten, soll man durchleuchten. Allerdings wird dies gerade bei Schwerverletzten selten zutreffen und so muß man sich meist mit der Röntgenaufnahme eines Brustkorbverletzten zufrieden geben. Auch diese sollte, wenn möglich, stehend oder zumindest sitzend vorgenommen werden. Moderne Röntgentische gestatten dies auch bei vielen Schwerverletzten ohne größere Belastung. Wichtig ist dabei besonders ein seitliches Röntgenbild, vor allem dann, wenn eine Verschattung mehr im Bereich des Mediastinums gefunden wird. Es kann nämlich eine extrapleurale Blutung besonders im Bereich der Aorta nur seitlich einwandfrei verifiziert werden.

Dazu ein Beispiel: Ein 36-jähriger Mann war am 26. 8. 1959 mit seinem Personenkraftwagen gegen einen Lastkraftwagen gefahren und wurde etwa eine Stunde nach dem Unfall in unsere Klinik gebracht (2656/59). Bei der Aufnahme war er schwer schockiert, hatte starke Schmerzen, besonders links paravertebral. Er zeigte eine schnappende Atmung, war aber bei Bewußtsein. An der Unfallstelle hatte er zur Schockbekämpfung Effortil und Prednisolon erhalten. Die Röntgenaufnahme wurde nur in ap-Projektion durchgeführt, sie zeigte eine Verschattung im Bereich des Mediastinums, welche die Diagnose einer Mediastinalblutung ermöglichte (Abb. 35). Daneben fand sich noch eine Nierenkontusion mit Hämaturie. Der Verletzte erhielt Sauerstoff, Herz- und Kreislaufmittel. Selbst nach intensiver Schockbekämpfung war der Zustand am 27. 8. 1959 nicht gebessert, die Atmung blieb gepreßt, der Patient war dauernd cyanotisch und hatte 38° C Temperatur. Auffallend war der systolische Blutdruck von 200. Am 28. 8. war der Allgemeinbefund eher schlechter und der beigezogene Internist stellte rechts basal eine Pneumonie fest. Am 29. 8. wurde unter der Annahme eines Ergusses im Thorax mit negativem Ergebnis punktiert. Am 30. 8., also vier Tage nach dem Unfall, kam der Kranke unter den Zeichen eines Herz- und Kreislaufversagens schließlich ad exitum. Bei der gerichtlichen Obduktion konnten Rippenserienfrakturen links 3 bis 9 mit nur 100 cm³ Blut in der linken Pleurahöhle festgestellt werden. Weiter fand sich aber vor allem eine breite Anschoppung des Mediastinums mit Blut nach einer Aortenruptur am Bogen.

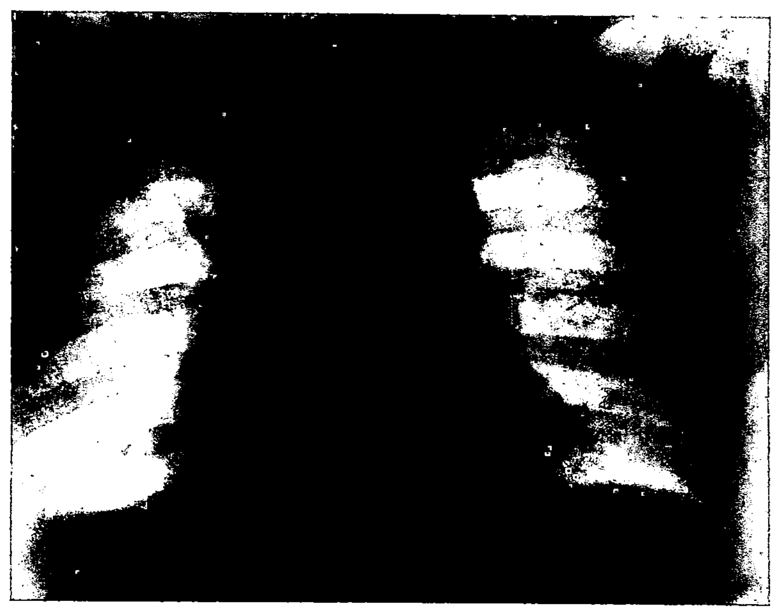

Abb. 35. Aortenruptur: Der Mittelschatten ist am primären Bild nach rechts verbreitert

Dieser Fall ist in mehrfacher Hinsicht lehrreich. Er wurde bereits an dieser Stelle angeführt, weil man annehmen muß, daß es bei einer seitlichen Röntgenaufnahme viel eher zu der Annahme einer extrapleuralen Aortenruptur gekommen wäre.

Zu den allgemeinen Forderungen für die Röntgenuntersuchung Brustkorbverletzter gehört auch, daß sie bei Verschlechterung oder bei Nichtbesserung des Zustandes möglichst oft wiederholt werden soll. Damit kann man entstehende oder stark zunehmende Blutungen und Verschiebungen rechtzeitig erkennen und auch für die Verlaufsbeobachtung wertvolle Aufschlüsse erhalten.

Bei der Beurteilung der Röntgenaufnahmen ist auf folgende Einzelheiten besonderes Gewicht zu legen:

1. Verletzungen des Thoraxskelets

Rippenfrakturen kommen bekanntlich nicht unbedingt immer zur Darstellung. Dies trifft besonders für die Frakturen der 1. Rippe zu (s. S. 13). Wenn wir unsere eigenen Diagnosen bezüglich Rippenfrakturen mit jenen Befunden vergleichen, die bei den Verstorbenen autoptisch erhoben wurden, war es meist so, daß mehrfache Rippenfrakturen vorlagen, in vielen Fällen sogar doppelseitige, die trotz Röntgenaufnahme nicht diagnostiziert worden waren. Ergänzend ist noch darauf hinzuweisen, daß besonders das Schlüsselbein, das Brustbein und vor allem die Brustwirbelsäule selbst auf gewöhnlichen Thoraxbildern nach traumatischen Veränderungen abgesucht werden sollen.

2. Verschattungen

Diese bedeuten bei frischen Thoraxverletzungen meist eine Blutung. Daß eine seitliche Röntgenaufnahme besonders bei Verschattungen im Bereich des Mediastinums vorgenommen werden soll, wurde oben schon erwähnt. Besondere Erfahrung ist in manchen Fällen notwendig, wenn das Vorliegen einer prätraumatischen Veränderung ausgeschlossen werden muß. Nicht jede Verdichtung des Lungenfeldes ist frisch.

3. Pneumothorax

Nach klinischer Untersuchung ist, wenn möglich, jeder Verdacht auf freie Luft im Thoraxraum am Röntgenbild zu verifizieren. Vor allem ist nur dadurch die genaue Ausdehnung eines Pneumothorax festzustellen.

4. Verdrängungen

Sie können durch Blutungen oder durch einen Pneumothorax zustande kommen. Auch hier gilt die Regel, daß eine einmalige Untersuchung nicht genügt und sich innerhalb weniger Stunden völlig verschiedene Bilder entwickeln können.

5. Hautemphysem und Mediastinalemphysem

Sie können ebenfalls auf einer Röntgenaufnahme dargestellt werden, besonders das Ausmaß des letzteren kann wichtig sein, wenn der Verdacht auf eine Bronchialverletzung vorliegt.

6. Zwerchfellrisse

Sie erfolgen meistens links (s. S. 25). Wenn der Magen in die Brusthöhle verlagert erscheint, kann eventuell schon an einer Nativaufnahme durch die Lage der Magenblase zumindest der Verdacht auf einen Zwerchfellriß aufkommen.

VII. Elektrokardiogramm

Wie später noch ausführlicher dargelegt werden wird (s. S. 104), soll bei jedem Brustkorbverletzten möglichst bald ein Elektrokardiogramm vorgenommen werden. Dadurch kann in manchen Fällen eine Störung der Herztätigkeit, wie sie z. B. bei der Commotio cordis entsteht, festgestellt werden. Davon abgesehen aber ergibt das Elektrokardiogramm wertvolle Ausgangsbefunde für spätere Nachuntersuchungen. Dies trifft besonders für entschädigungspflichtige Unfälle zu. In vielen Fällen wer-

den Herzbeschwerden vom Verletzten auf den Unfall zurückgeführt und
es ist wertvoll, wenn man möglichst genaue und frische Unterlagen für die
Beurteilung dieser Klagen hat.

C. Verletzungsarten

Im vorhergehenden Kapitel wurde im Rahmen der Differentialdiagnose in mehr stichwortartiger Form auf Probleme hingewiesen, die
sich aus den einzelnen Symptomen und Befunden ergeben können. Im
folgenden ist nun auf die Ursache dieser Erscheinungen und damit auf die
einzelnen Verletzungen näher einzugehen.

I. Die endothorakale Blutung

Die Blutung in eine oder beide Pleurahöhlen, der Hämatothorax,
stellt an und für sich schon eine ernste Komplikation jeder Brustkorbverletzung dar. Die Diagnose selbst kann in mehrfacher Hinsicht erschwert
sein. So stellen vor allem schwere Nebenverletzungen, z.B. Schädelverletzungen, eine Behinderung der Diagnose dar, weil man sie auf Grund ihrer
eindrucksvollen Symptomatik in den Vordergrund zu stellen pflegt und
am Anfang einfach nicht immer daran denkt, daß auch im Brustkorb eine
schwere Blutung vorliegen kann. Weiter muß bedacht werden, daß es
einerseits eine *primär* mehr kontinuierliche Blutung gibt, die wie z.B.
nach Aorten- oder Herzverletzungen, bzw. nach schwersten Lungenzerreißungen sofort auftritt und an Intensität in kurzer Zeit rasch zunimmt;
daß es aber andererseits *sekundär* oft erst nach Tagen zu einem Erguß in
der Pleurahöhle kommen kann. Allerdings ist es in letzterem Fall so, daß
auf eine primäre, meist geringe Blutung, die Pleura mit einer ausgedehnten aseptischen Exsudatbildung antwortet. Während die erste Form
verhältnismäßig oft erkannt wird, sich aber therapeutisch schlecht oder
nicht beherrschen läßt, wird die zweite, sekundäre Form nur an langsam
eintretenden und daher leicht zu übersehenden Funktionsstörungen
kenntlich. Beide Formen jedoch können mit gewissen Einschränkungen
zu den gleichen Komplikationen führen.

1. Allgemeines

a) In manchen Fällen besteht die *Gefahr einer Verblutung.* Dies
trifft besonders dann zu, wenn es sich um Verletzungen größerer
Gefäße innerhalb des Thorax gehandelt hat, oder wenn eine schleichende
Blutung aus einem kleineren Gefäß nicht zum Stehen kommt. Hier muß
die Diagnose bald gestellt und unter Schockbekämpfung meist sofort die
Thorakotomie vorgenommen werden. Falls man von einer tatsächlichen
lebensbedrohlichen Blutung primärer oder sekundärer Natur innerhalb
des Thorax überzeugt ist, erscheint es sinnlos, unter Schockbekämpfung
zuzuwarten. Die Thorakotomie ist hier die einzige gezielte Möglichkeit,
dem Patienten noch zu helfen, wenn es gelingt, eine einwandfreie Blutstillung durch Ligatur oder Gefäßnaht durchzuführen.

b) *Einschränkung der Atemfläche:* Diese wirkt sich bei Verringerung des Lungenvolumens durch Ergüsse vor allem auf den kleinen Kreislauf aus. Nicht nur bei plötzlich eintretender akuter Insuffizienz, sondern auch als Spätfolge kommt es, wie B. Löhr in einem eindrucksvollen Versuch bewiesen hat, dazu, daß ein Lungenabschnitt, der nicht wirkunsgvoll belüftet ist, auch gleichsinnig minder durchblutet wird. Nun bedeutet aber die dadurch notwendige Umleitung des Lungenblutes zu anderen Lungenabschnitten gleichzeitig auch eine Erschwerung des kleinen Kreislaufes. Atemnot, Herzbeschwerden und schließlich die Entwicklung eines Cor pulmonale sind die Folge. Derartige partielle Behinderung der alveolären Lungenbelüftung mit Einschränkung des Lungenkreislaufes und schwerwiegender Störung der Blutverteilung im kleinen Kreislauf kann selbstverständlich außer dem Hämatothorax auch aus anderen Ursachen entstehen.

c) *Verdrängung durch Hämatothorax:* Schon rein mechanisch kann ein Hämatothorax, wenn er ausgedehnt genug ist, Verdrängungen am Mediastinum verursachen. Wenn jedoch die Blutung im Mediastinum selbst entsteht, kommt es durch pralle Anschoppung desselben oft zu einer direkten Kompression und erheblichen Funktionsstörung der lebenswichtigen Gebilde. So erklärt sich mancher Spättod einer vorerst als belanglos angesehener stumpfer Thoraxverletzung, wie bereits bei Besprechung der gerichtlich-medizinischen Obduktionsfälle gezeigt werden konnte.

d) *Spätfolgen:* Mit F. Spath sind sich zahlreiche Autoren darüber einig, daß, entgegen der älteren Auffassung Blut, welches in die Pleura ausgetreten ist, eher und schneller gerinnt als anderswo. Eine weitere Rolle für die spätere Entwicklung von Verschwartungen spielen die Bewegungen des Herzens, Zwerchfelles und der Lunge, welche die Blutmengen defibrinieren. Durch die Pleurareizung kommt es dann in den folgenden Tagen bereits wieder zu einer neuen Fibrinogen-Abscheidung und es erfolgt so eine zweite Gerinnung. Schließlich kommt es als Spätfolge durch Organisationsvorgänge zu einem Fibrothorax mit Schrumpfung, welche sogar zu sklerotischen Verbiegungen der Wirbelsäule, zu Verziehungen von Zwerchfell und Mittelfell führen können. Damit ist schließlich eine Verminderung der Atemfunktion verbunden. Aus diesen Gründen ist die *frühzeitige Punktion* eines Hämatothorax angezeigt und der abwartende Standpunkt früherer Jahre überwunden (F. Spath, E. Avery und J. R. Head, Anacleto, Cirenei, A. Dumont, R. Zenker u. v. a.). Die Frühpunktion des Hämatothorax, wie sie nunmehr empfohlen wird, erfährt nur eine einzige Einschränkung (De Witt C. Daughtry), nämlich dann, wenn schon primär eine deutlich und rasch zunehmende kontinuierliche Blutung besteht; sie wird dann nämlich durch die dringliche Indikation zur Thorakotomie verdrängt. Eine weitere Indikation für die Punktion des Hämatothorax stellt die mögliche Sekundär-Infektion desselben dar. Auf dem Blut- oder Lymphweg, in manchen seltenen Fällen auch vom Bauchraum aus, wenn Verletzungen des Zwerchfelles und des Magen-Darmkanals vorliegen, kann es leicht zu einem Empyem bzw. Pyo-Pneumothorax kommen.

Abschließend erscheint die allgemeine Bemerkung gerechtfertigt, daß *im einzelnen Fall eine Blutung wohl nicht lebensbedrohlich sein muß, daß sie aber durch Summation mit anderen Geschehen, vor allem in Verbindung mit Schock und Fettembolie sehr leicht lebensbedrohlich* werden kann.

2. Klinisches Verletztengut

Von unseren 462 Verletzten hatten 141, das sind 30,05%, einen klinisch gesicherten Hämatothorax.

Von diesen 141 Patienten verstarben 41. Dies bedeutet eine Mortalität des Hämatothorax von 29,10%. Hier ist insofern eine Einschränkung angebracht, als 9 Fälle schwerste Schädelverletzungen hatten, die an und für sich schon letal ausgegangen wären und weitere 6 Fälle an schweren Nebenverletzungen litten, so daß auch sie wahrscheinlich nicht am Leben hätten erhalten werden können. An der Thoraxverletzung allein sind beim Vorliegen eines Hämatothorax demnach noch immer 22,4%, bezogen auf die Gesamtzahl, verstorben. Weiter muß man darauf aufmerksam machen, daß es vielleicht nie ganz richtig ist, wenn man behauptet, ein Verletzter sei an seinem Hämatothorax zugrunde gegangen. Der Hämatothorax muß immer eigentlich als Symptom dafür aufgefaßt werden, daß eine Blutung im Brustraum entstanden ist. So kann allein schon die Art der Blutungsquelle eine bedeutende Rolle spielen oder der Verletzte am Ausmaß des Blutverlustes als solchem versterben. Es kann aber auch auf Grund der Störungen von Atem- und Herzfunktion in Kombination mit noch anderen Komponenten zum letalen Ausgang kommen. Es wäre also vielleicht richtiger so zu formulieren, daß von 141 Verletzten, die einen Hämatothorax zeigten, eben 30,05% verstarben.

In unserem Verletztengut sind jedenfalls 7 mit Aortenrupturen, 1 Verletzter an einem Herzstich, ein anderer an einer Herzruptur und ein weiterer an einer Verletzung der A.mammaria interna verblutet. Bei den anderen Fällen waren es die Verletzungen der Lunge, welche zum Hämatothorax geführt hatten. Aus einer genaueren Unterteilung der verschiedenen Hämatothoraces unseres Verletztengutes lassen sich einige weitere interessante Tatsachen ableiten (s. Abb. 36).

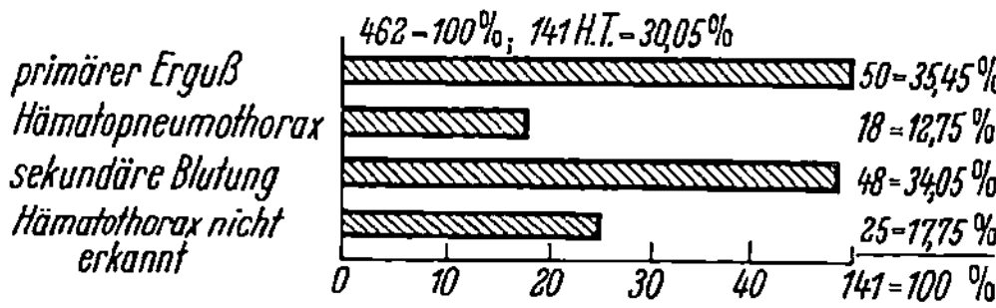

Abb. 36. Hämatothorax

Grundsätzlich sind 3 große Gruppen zu unterscheiden:

a) *Primärer Hämatothorax*, der sofort bei der Einlieferung festgestellt wurde, allein (50 Fälle), und primärer Hämatothorax, vergesellschaftet mit Pneumothorax (18 Fälle). Dies macht insgesamt 68 Fälle aus.

b) *Sogenannter sekundärer Hämatothorax:* Insgesamt 48 Fälle. Darunter verstehen wir jene Fälle, bei denen zur Zeit der Einlieferung noch kein Hämatothorax oder Erguß im Brustraum festgestellt werden konnte und bei denen es erst nach mehreren Tagen zum Erguß oder Blutung oder beidem gekommen ist.

c) *Erst bei der Obduktion erkannter Hämatothorax:* Insgesamt 25 Fälle. Diese letzte Gruppe betraf allerdings in der Hauptsache nur Verletzungen der großen Gefäße, besonders Aortenrupturen, die meist sofort zugrunde gingen oder aber Fälle, bei denen schwerste Nebenverletzungen im Vordergrund standen, so daß für die genaue klinische Diagnosestellung keine Möglichkeit und vor allem nicht mehr genügend Zeit zur Verfügung stand. In diesem Zusammenhang ist es erwähnenswert, daß von unseren insgesamt 7 Aortenrupturen nur 2 klinisch noch in vivo diagnostiziert und thorakotomiert werden konnten. Aus der Abbildung lassen sich nun einige Tatsachen ablesen: Der Großteil der Verletzten hatte schon bei der Einlieferung einen Hämatothorax und dieser konnte auch festgestellt werden; doch dürfen wir nicht übersehen, daß bei einem nicht unbeträchtlichen Prozentsatz die Blutung in den Brustraum erst bei der Obduktion erkannt wurde. Dieses Übersehen lebensbedrohlicher Blutungen hat verschiedene Ursachen. Zunächst die schon oben erwähnte Tatsache, daß es sich bei 5 von 25 Fällen um Aortenrupturen gehandelt hat, die meist ganz kurze Zeit nach der Einlieferung zugrunde gegangen sind und bei denen jede Hilfe zu spät gekommen wäre; zum anderen aber waren es Verletzte, bei denen schwerste zusätzliche Verletzungen, z.B. des Schädels, vorlagen. So hat z.B. ein 23-jähriger Mann mit einer Aortenruptur volle 7 Tage überlebt (3651/59). Er war in tief bewußtlosem Zustand mit kompletter Areflexie der rechten Extremität an unsere Klinik eingeliefert worden und bot das Bild einer Contusio cerebri. Zusätzlich konnten ein offener Oberkieferbruch, multiple Rißquetschwunden und ein Nasenbeinbruch festgestellt werden. Nach der primären Schockbekämpfung wurde die übliche Therapie wie bei schweren Schädelverletzungen eingeleitet und eine Tracheotomie vorgenommen. Er war während der ganzen Zeit seines Klinikaufenthaltes tief bewußtlos. Bei der Obduktion zeigte sich neben einem Schädel-Scharnierbruch und schwersten Hirnkontusionsherden eine Aortenruptur, der linke Lungenflügel war vollkommen atelektatisch und dazu fand sich noch eine Fettembolie ++ positiv. Hier hat zweifellos die schwere Hirnverletzung zu einem Übersehen des ebenso schweren Lungenbefundes geführt. Schließlich kann es aber auch vorkommen (s. S. 52), daß der lebensbedrohliche Zustand eines bewußtlos eingelieferten Verletzten auf eine Schädelverletzung zurückgeführt wird; sein Zustand ist aber auf Grund eines Schockes und des Blutverlustes nur durch eine Anoxämie des Gehirnes bedingt und keine eigentliche Hirnverletzung vorhanden.

Aus diesen Ausführungen kann nur der Schluß gezogen werden, daß man *bei bewußtlosen Verletzten immer an eine Verletzung innerhalb des Brustkorbes denken und dementsprechende diagnostische Maßnahmen ergreifen* muß.

Schließlich zeigt die Abb. 36 die Tatsache an, daß es immerhin in 48 Fällen zu einer sogenannten sekundären Blutung kam. Diese Tatsache ist zwar bekannt, wird aber doch immer wieder in kritischen Fällen übersehen. Wir können uns dagegen nur schützen, wenn wir bei jedem komplizierten, insbesonders fieberhaften Verlauf daran denken. Ein Brustkorbverletzter muß eben möglichst oft, wenn nötig sogar 2—3 mal täglich, genau röntgenologisch kontrolliert werden. Man darf mit Röntgenbildern keinesfalls geizen und diese gelegentlich sogar in Intervallen von Stunden täglich mehrmals durchführen. Nur so können wir das Auftreten einer sekundären Blutung oder auch die Zunahme einer solchen im Thorax rechtzeitig erkennen.

Im folgenden sollen nun entsprechend unserer Einteilung des Hämatothoraces noch einzelne Fragen beantwortet werden.

a) *Primärer Erguß:* Dieser Befund konnte bei 50 Fällen erhoben werden, von diesen sind 13 verstorben. Die Todesursache läßt sich in einigen Gruppen unterteilen: so hat es sich in 3 Fällen um Verblutungen aus Aortenrupturen gehandelt. Der eine Fall (2656/59) wurde schon erwähnt (s. S. 56, Prot. Nr. 2656/59). Er ist nach 4 Tagen verstorben, ohne daß die Aortenruptur erkannt worden war. In den beiden anderen Fällen wurde die Aortenruptur klinisch diagnostiziert, die Verletzten sind leider trotz Thorakotomie ad exitum gekommen, der eine nach 6, der anderen nach ungefähr 30 Std. Es bestand in beiden Fällen röntgenologisch eine ausgedehnte Verschattung, die sich einmal in das Mediastinum und einmal mehr gegen die linke Brustkorbhälfte hin projizierte. Da kein seitliches Röntgenbild angefertigt worden war, blieb die Diagnose unklar. Es fiel auf, daß trotz des klinisch lebensbedrohlichen Zustandsbildes der systolische Blutdruck beider Patienten 300 mmHg betrug, während der Puls an der unteren Extremität überhaupt nicht tastbar war. Es zeigten sich also Zeichen wie bei der Isthmustenose, die auf die richtige Diagnose hätten führen müssen. Für sie wäre eventuell eine Operation unter partieller Umleitung des Blutes aus dem linken Ventrikel in die Arteria femoralis durch extrakorporalen Kreislauf ohne Oxygenisierung in Frage gekommen, wie dies in letzter Zeit immer wieder diskutiert wird (KREMER).

Der Verletzte mit 30-stündiger Überlebenszeit wurde punktiert. Es handelte sich um einen 35-jährigen Mann (823/60), der bei einem Frontalzusammenstoß als Beifahrer in einem Personenkraftwagen verletzt wurde und ursprünglich unter der Diagnose: stumpfes Brusttrauma, leichte Commotio, Beckenfraktur, Knöchelfraktur, stationär aufgenommen worden war. Etwa 10 Std. später begann er plötzlich über Atemnot zu klagen und entwickelte ziemlich rasch ein lebensbedrohliches Zustandsbild. Die Röntgenaufnahme im Sitzen ergab eine Verschattung der linken Thoraxhälfte, der Sinus war auffallenderweise frei. Unter der Annahme eines intrathorakalen Ergusses wurde nun zuerst versucht abzupunktieren. Dabei konnte weder Blut noch Exsudat gewonnen werden. Dies ist retrospektiv zu verstehen, da sich das Hämatom extrapleural entwickelt hatte. Wenn trotz Verschattung kein Erguß punktiert werden kann, soll zumindest daran gedacht werden, daß es sich um eine extrapleurale Blutung aus der Aorta handeln kann (Abb. 37).

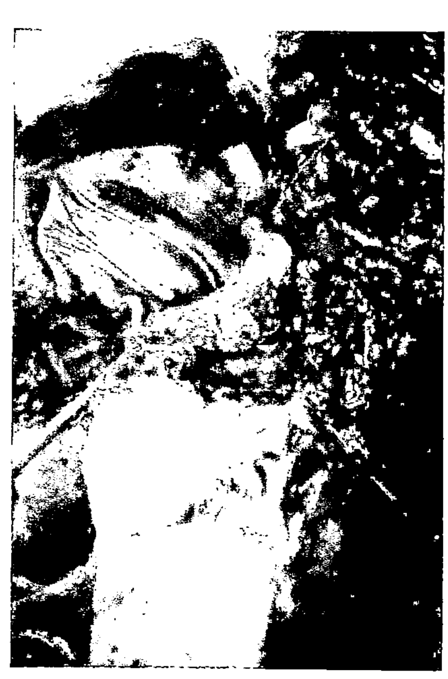

Abb. 37. Querer kompletter Riß der Aorta. Thorakotomie. 30 Std. Überlebenszeit

Ein weiterer Verletzter unserer Serie von 13 Todesfällen ist am 8. Tag an einer massiven Lungenembolie plötzlich verstorben (1995/60). Bei den restlichen Todesfällen fand sich wohl ein Hämatothorax, es waren aber immer andere Faktoren mitbestimmend, so daß nicht ohne weiteres eine genaue Klärung der Todesursache gegeben werden kann. So lag z.B. bei einem 58-jährigen Mann (3431/55) ein oberflächlicher Leberriß zusätzlich vor, der auch operativ versorgt wurde. Rechts bestanden Rippenserienfrakturen und ein Hämatothorax. Er verstarb am Tag nach der Operation unter den Zeichen eines Kreislaufversagens, wahrscheinlich auf Grund einer massivsten Fettembolie, die allein als absolut tödlich zu bezeichnen war. Ein weiterer Verletzter (3619/60) zeigte neben einer Rippenserienfraktur links mit einem Hämatothorax eine offene Zertrümmerung des rechten Unterschenkels, eine Gehirnerschütterung und einen schweren Schockzustand. Nach Amputation des Unterschenkels ging es ihm zuerst verhältnismäßig gut. Es kam dann aber zu einer Anurie, die auch mit der künstlichen Niere nicht beherrscht werden konnte. Bei der Obduktion fand sich eine Crush-Niere und wieder eine massivste Fettembolie. Obwohl immerhin noch $\frac{1}{2}$ l Blut im linken Brustkorb zu finden war, ist der Verletzte letzten Endes sicher an einem akuten Nierenversagen zugrunde gegangen. In einer weiteren Anzahl von Fällen handelte es sich um alte Menschen jenseits des 80. Lebensjahres, die kreislaufmäßig einer schweren Verletzung nicht mehr gewachsen waren. Sie zeigten ausnahmslos nur Verletzungen des Brustkorbes und einen mehr oder weniger ausgeprägten Hämatothorax allein. Nur ein weiterer Fall ist noch erwähnenswert: es handelte sich um einen 48-jährigen Mann (3095/59), der nach einem Verkehrsunfall in unsere Klinik eingeliefert wurde und bei dem Rippenserienfrakturen sowie ein Hämatothorax rechts festzustellen war. Es bestanden zusätzlich noch ein Schulterblattbruch und einige Rißquetschwunden. Der Hämatothorax war so gering, daß man ihn zuerst nicht punktierte. Am 2. Tag kam es zu Atemnot, die sich aber auf Sauerstoffzufuhr rasch wieder besserte. Am 3. Tag verfiel der Patient zusehends, er kam neuerlich in einen Schockzustand, die Atmung wurde schlechter, der Blutdruck sank und die Pulsfrequenz stieg an. Ein sofort angefertigtes Röntgenbild zeigte die rechte Thoraxseite massiv verschattet. Bei der Punktion konnten aber nur 30 cm³ Blut gewonnen werden. Unter der Annahme, daß es sich um eine Pneumonie handelte und weil die Atmung derartig erschwert war, wurde sofort eine Tracheotomie vorgenommen. Trotzdem verstarb der Verletzte kurz darnach. Bei der Obduktion fanden sich immerhin 800 cm³ Blut im rechten Brustraum nach einer Lungenanspießung. Die rechte Lunge war atelektatisch und zeigte zusätzlich eine beginnende Pneumonie links. Die Fettembolie betrug + + positiv. Der letale Ausgang hätte vielleicht bei einer sorgfältigeren Beobachtung und früherer Punktion sowie bei einer besseren Sorge um Herz und Kreislauf vermieden werden können.

Wenn wir auch nicht der Meinung sind, daß mit der restlosen Abpunktion des Hämatothorax in diesen letztbeschriebenen Fällen allein der Verletzte hätte am Leben erhalten werden können, so muß doch angenommen werden, daß die Behinderung der Atmung und die daraus resultierenden Folgen zumindest weitgehend mitbestimmend an dem letalen Ausgang waren.

Zur Frage der Punktion selbst ist zu sagen, daß wir geringe Ergüsse nicht punktiert haben, größere etwa erst am 2. oder 3. Tag nach der Einlieferung, sofern nicht eine strikte Anzeigestellung zu sofortiger Punktion vorlag. Geringe Ergüsse, bei denen z.B. nur der Sinus verschattet ist, bilden sich meistens von selbst zurück und müssen nicht punktiert werden. Andererseits war es in manchen Fällen notwendig, auch mehrfach zu punktieren.

So z. B. bei einem 19-jährigen Lehrling (3528/9772/58), der von einem Baumstamm gegen die Brust getroffen wurde. Bei der Einlieferung zeigte er eine Rippenserienfraktur rechts und ein lebensbedrohliches Zustandsbild. Der röntgenologisch nachzuweisende Erguß mußte insgesamt 4mal abpunktiert werden. Die Nachuntersuchung am 18. 6. 1962 ergab subjektiv praktisch völliges Wohlbefinden, nur ab und zu noch Witterungsempfindlichkeit. Die Durchleuchtung und das Röntgenbild zeigten einen vollkommen normalen Befund des Thorax, insbesonders waren beide Sinus vollkommen frei, die Atemexkursionen normal, das Herz normal konfiguriert. Ohne jetzt schon den Nachuntersuchungsergebnissen vorgreifen zu wollen, sei an dieser Stelle nur kurz vermerkt, daß der Großteil der Verletzten nach Hämatothorax überhaupt keine Beschwerden angibt und wenige über meist geringe Restbeschwerden klagen. Auch bei nichtpunktierten Patienten findet sich in manchen Fällen nach Resorption ihres Ergusses ein völlig freier Sinus.

b) *Hämato-Pneumo-Thorax:* Diesen Befund konnten wir 18mal erheben, 3 Verletzte sind verstorben.

In einem Fall kam es zu einer Verblutung aus der A.mammaria interna (1258/ 55). Dieser Verletzte kam, wie bereits erwähnt, schon in einem auswärtigen Krankenhaus versorgt, praktisch moribund in die Klinik, wo er kurz nach der Einlieferung verstarb.

Der zweite Fall betrifft einen 67-jährigen Mann (1973/55), der ca. 6 m hoch abgestürzt war. Er zeigte neben einer Beckenfraktur und Rippenserienbrüchen einen Hämatopneumothorax rechts. Hier kam es trotz Schockbekämpfung und Punktion von 500 cm³ Blut zum Exitus nach 3 Tagen. Bei der Obduktion fanden sich zwar nur 80 cm³ Blut im Thoraxraum, Fett + + positiv, jedoch eine beginnende Pneumonie mit Lungenödem. Hier scheint es also vor allem zu einem Herz- und Kreislaufversagen gekommen zu sein.

Der dritte Fall betraf einen 26-jährigen Mann (462/55), der unter einen umstürzenden Traktor gekommen war. Bei der Einlieferung wurde ein Hämatopneumothorax sowie Rippenserienfrakturen beiderseits festgestellt. Weiter fand sich ein Oberschenkelbruch. Nach der Schockbekämpfung wurde ein Streckverband angelegt; der Patient überlebte etwa 13 Std. Bei der gerichtsmedizinischen Obduktion zeigten sich 850 cm³ Blut im Abdomen und 500 cm³ in der Brusthöhle. Es war zu Lungenanspießungen und einer Leberruptur gekommen, welche demnach auf Grund des schweren Zustandsbildes übersehen worden war. Dieser Fall ist besonders lehrreich im Hinblick auf den Zusammenhang zwischen kombinierten Brust- und Abdominalverletzungen (s. S. 94).

c) *Sekundäre Blutungen:* Dieser Befund wurde in 48 Fällen erhoben. Wie schon eingangs erwähnt, stimmt der Ausdruck „sekundäre Blutung" insofern nicht ganz, weil sich meist zumindest zusätzlich eine Reaktion der Pleura auf das Trauma einstellt und es so zu einer weiteren Exsudation kommt. Auffallend ist vielleicht die Tatsache, daß es bei keiner der sogenannten „sekundären Blutungen" zu einem tödlichen Ausgang gekommen ist. Dabei waren darunter auch schwerste Verletzungen. *Daraus könnte geschlossen werden, daß nur die sofort auftretenden massiven Blutungen in den Thorax, gleichgültig woher sie stammen, lebensbedrohlich sind.* Bei den sekundären Blutungen war in 14 Fällen ein starker Erguß nachweisbar, der punktiert werden mußte. Bei der Nachuntersuchung dieser 14 Fälle haben 4 Patienten nicht geantwortet, 5 hatten keine Beschwerden, 5 jedoch gaben leichte Restbeschwerden an. Von den verbleibenden 34 Fällen leichten Ergusses kamen von 18 Verletzten keine Nachrichten. 7 Verletzte waren vollkommen beschwerdefrei, 9 Verletzte gaben leichte Restbeschwerden an.

d) *Hämatothorax nicht erkannt:* In 25 Fällen wurde der Hämatothorax erst am Obduktionstisch festgestellt.

Davon lagen bei 9 Fällen schwerste Schädelverletzungen vor, die an und für sich schon als letal zu bezeichnen waren, eine Tatsache, die sich schon daran erkennen läßt, daß bis auf einen Verletzten alle sofort nach der Einlieferung in den ersten Stunden verstarben. Ein einziger Verletzter überlebte 48 Std. (1751/56). Auch er hatte eine schwerste Hirnkontusion erlitten, sein Hämatothorax war geringfügig und sicherlich nicht als letal zu bezeichnen.

In weiteren 4 Fällen lagen neben der Brustkorbverletzung noch ausgedehnte extrathorakale Blutungen, Schock und Fettembolie vor. Sie starben alle am ersten Tag.

Schließlich zeigen weitere 12 Verletzte nur Verletzungen im Bereiche der Brust: 4 Fälle mit Verletzung der Aorta und einer mit Herzruptur. Einer der Patienten mit

Aortenruptur (2304/55) überlebte die Einlieferung nur 15 min, ein zweiter (1882/56) überlebte 48 Std. Dabei handelte es sich um einen 28-jährigen Mann, der als Beifahrer in einem Personenkraftwagen bei einem Zusammenstoß verletzt und unter den Zeichen einer Paraplegie infolge eines Bruches des 1. Lendenwirbels eingeliefert wurde. Bei der Obduktion fanden sich neben den anderen Verletzungen 800 cm³ Blut im Thorax nach einem Riß am Aortenbogen. Der dritte Verletzte dieser Gruppe wurde schon vorher erwähnt (3651/59) [s. S. 62]. Der vierte schließlich (3010/57) hatte neben einer schweren, praktisch tödlichen Schädelverletzung, einen Aortenriß erlitten und ist am selben Tag verstorben.

Die anderen Verletzungen dieser Serie unerkannter Brustraumblutungen betrafen zunächst 2 Verletzte, die in einem hoffnungslosen, moribunden Zustand an die Klinik kamen und hier sofort verstarben. Es handelte sich in beiden Fällen um ausgedehnte Brustkorbquetschungen mit Lungenzerreißungen. In einem Fall lag noch zusätzlich ein Leber- und Milzriß vor (1438/58 und 1412/58).

Zwei weitere Verletzte verstarben am Tag nach der Aufnahme: Ein 80-jähriger Mann (3199/58) war von einem Auto niedergestoßen worden, erlitt Rippenserienfrakturen, weitere Frakturen im Bereich der unteren Extremität und des Beckens. Er war bei der Einlieferung zunächst nur leicht schockiert. Am nächsten Tag kam es jedoch ziemlich plötzlich zu einer Verschlechterung und zum Tod. Bei der Obduktion zeigten sich vor allem eine massivste Fettembolie, die als absolut tödlich zu bezeichnen war. Auf Grund von Lungenanspießungen ließ sich 800 cm³ Blut im linken Pleuralraum finden. Der zweite Verletzte war ein 52-jähriger Mopedfahrer (2910/59), der nach einem Zusammenstoß in unserer Klinik schwerst schockiert eingeliefert wurde. Es wurden Rippenserienfrakturen neben einem Oberarmbruch festgestellt. 11 Std. nach der Einlieferung erfolgte plötzlich der Exitus letalis. Bei der Obduktion zeigte sich eine Milzruptur mit 250 cm³ Blut im Bauchraum und 300 cm³ Blut im linken Thorax auf Grund von Lungenanspießungen. Fettembolie war bei $+ +$ positiv. Dieser Verletzte hätte vielleicht bei sorgfältiger Betreuung und vielleicht auch durch eine Laparotomie gerettet werden können.

Ein 42-jähriger Mann mit ebenfalls nicht erkanntem Hämatothorax ist nach einem Verkehrsunfall erst nach 7 Tagen verstorben (2312/57). Neben Extremitätenfrakturen fand sich eine Rippenserienfraktur rechts, weiter bestand ein Schädelhirntrauma, das als ziemlich schwer zu bezeichnen war. 3 Tage nach der Aufnahme glaubte man eine beginnende Bronchopneumonie feststellen zu können. Einen Tag vor dem letalen Ausgang wurde auch noch ein Erguß rechts festgestellt, jedoch nicht punktiert, da er nicht bedeutend erschien. Bei der Obduktion zeigte sich eine Pneumonie des rechten Lungenflügels, pneumonische Herde im linken Unterlappen; es bestand aber auch noch ein blutig-eitriger Erguß im rechten Brustraum. Außerdem fand sich eine Ruptur in der rechten Niere. Die Fettembolie war $+$ positiv. Dieser Verletzte ist sicher an konkurrierenden Ursachen zugrunde gegangen.

Schließlich ist ein 73-jähriger Mann (2394/56) 10 Tg. nach der Einlieferung ungefähr unter den gleichen Umständen wie der obengenannte zugrunde gegangen. Hier fanden sich 650 cm³ Blut im Thorax. Es bestand neben einer Pneumonie des linken Unterlappens auch noch eine fibrinöse Pleuritis und Perikarditis. Das Blut im Brustraum stammte aus Pleuraverletzungen und Anspießungen der Lunge.

3. Zusammenfassung

a) An einen Hämatothorax muß besonders dann gedacht werden, wenn es sich um ein stumpfes Brustkorbtrauma handelt und der Verletzte unter sonst unerklärt schwerem Schock leidet, der sich selbst bei intensiver Therapie nicht beherrschen läßt. Röntgenbilder sollen besonders bei Verdacht auf Verletzungen der großen Gefäße, auch in seitlicher Projektion angefertigt werden, man muß aber vor allem mehrmals untersuchen, wenn nicht eine deutliche Besserung im Befinden des Verletzten eintritt.

b) Die *Punktion* eines ausgedehnten Hämatothorax sofort nach der Einlieferung ist nur selten erfolgreich. Hier muß man eher an eine kontinuierlich zunehmende Blutung denken und unter Bereitstellung von möglichst viel Blutkonserven und Schockbekämpfung die Thorakotomie vornehmen. Man soll keinesfalls mit der Thorakotomie z.B. zuwarten, bis der Verletzte in einen guten Allgemeinzustand auf Grund der Schockbekämpfung gekommen ist, weil man dies wahrscheinlich fast nie erreicht.

c) Bei unseren Patienten waren es in der Hauptsache *Verletzungen der Aorta*, die zu einer Thorakotomie zwangen. An dieser Stelle müssen wir uns darüber Rechenschaft legen, wie weit derzeit unsere Möglichkeiten gehen. Es ist sicher so, daß bei einem vollständigen Aortaabriß ein System für den extrakorporalen Kreislauf notwendig ist. Demgegenüber steht die Tatsache, daß man viel Zeit verliert, bis eine Herz-Lungenmaschine überhaupt in Tätigkeit gebracht werden kann und außerdem besitzen in der Regel auch hervorragend eingerichtete chirurgische Abteilungen keine derartige Einrichtung. Dementsprechend hoffnungslos scheint uns das Schicksal dieser Verletzten auch für die nächste Zukunft, wenn nicht neue Methoden für die Naht großer Gefäße im Thoraxraum gefunden werden können. Dies gilt natürlich nicht für alle Verletzungen. So ist es z.B. vorstellbar, daß bei einem kleinen Riß durch seitliches Abklemmen die Blutstillung und dann eine Naht gelingen würde.

Auch dann, wenn es sich um eine völlige Kontinuitätstrennung handelt, kann nach K. KREMER ein einfaches Pumpsystem genügen, das vom Herzen in die A. iliaca geführt wird und so extrakorporal die lebenswichtigen Gebilde mit Blut versorgt. Andere Autoren schlagen einen By-pass von der A. subclavia sinistra zur peripheren Aorta vor.

d) *Allgemeine Maßnahmen:* Wie schon oben betont wurde, muß ein Hämatothorax, wenn er geringfügig ist, nicht allein die Todesursache darstellen. Er kann aber im Verein mit anderen Faktoren — Schock und Fettembolie — zumindest weitgehend mitbestimmend sein. Deshalb darf die Schockbekämpfung, die Schmerzbekämpfung und die Stützung von Herz- und Kreislauf nicht vergessen werden. Mit der Punktion von Ergüssen allein ist nichts getan. Es hat aber auch umgekehrt keinen Sinn, wenn man z.B. eine sonst so segensreiche Sauerstoffsonde legen würde und darüber vergißt, einen den Brustraum fast vollständig einnehmenden Erguß zu entlasten. Zu den noch zu erwähnenden allgemeinen Maßnahmen zählt selbstverständlich auch die prophylaktische Verabreichung von Antibiotica.

e) Wenn sich eine Blutung im Thorax langsam und nicht mit schwerem Schock einhergehend entwickelt, kann durch wiederholte Punktionen eine Heilung erzielt werden, da es sich dann meist um kleinere Gefäße als Quelle handelt. Bei der Punktion soll man jedoch keinesfalls mehr als 1 l in einer Sitzung abpunktieren. Es könnte zur Verziehung des Mediastinums nach der verletzten Seite hin kommen, da sich die kollabierte Lunge nicht schnell genug entfalten kann. Je nach dem Röntgenbefund müssen dann die weiteren Punktionen vorgenommen werden. Dies ist oft täglich notwendig. Wenn es jedoch innerhalb einer Woche nicht gelingt, den Hämatothorax weitgehend zu beseitigen und die Lunge auszudehnen, muß eine Bülau-Drainage angelegt werden (ZENKER).

II. Der Pneumothorax

Neben der Blutung in den Brustraum stellt der *Pneumothorax* eine zumindest teilweise gleichschwere Komplikation bei der Verletzung des Brustkorbes dar. Auch er kann zu schwerster Behinderung der Atmung und Schädigung des Kreislaufes führen. Wir unterscheiden je nach Vorliegen des patho-physiologischen Substrates verschiedene Formen:

1. Der direkt offene oder äußere offene Pneumothorax

a) *Patho-Physiologie:* Der direkt offene oder äußere offene Pneumothorax entsteht, wenn es durch eine Gewalteinwirkung zu einer penetrierenden Verletzung des Brustkorbes kommt. Es herrschen dann in der verletzten Brustkorbseite die gleichen Druckverhältnisse wie in der Atmosphäre. Daraus ergeben sich alle Komplikationen. Eingangs sei darauf hingewiesen, daß praktisch ähnliche Verhältnisse dann herrschen können, wenn es zum Ausbruch eines ganzen Brustkorbstückes, auch ohne penetrierende Wunde, gekommen ist. Diesen Befund finden wir nicht allzu selten bei schweren Rippenserienbrüchen. Auch dann ist praktisch der gleiche Druck an der verletzten Brustkorbseite zu finden wie in der Außenwelt.

Wenn sich jedoch, wie bei den meisten Friedensverletzungen, penetrierende Brustkorbwunden wieder verschließen (was durch die Geringfügigkeit der Friedenswunde zu erklären ist), verwandelt sich der äußere offene Pneumothorax in einen *geschlossenen Pneumothorax!* Es besteht keine Verbindung mehr mit der Außenwelt. An diese Möglichkeit muß man immer denken, wenn sich irgendeine Wunde im Bereich des Brustkorbes findet und es sind daraus die entsprechenden Schlüsse zu ziehen. Man darf keine Wunde im Bereich des Brustkorbes bagatellisieren und nur mit ungenügenden Mitteln versorgen. Man muß vielmehr jede Wundausschneidung und Wundversorgung so vorbereiten, als ob es sich um einen offenen Pneumothorax handelte, da oft erst bei der Wundrevision der Befund in seinem vollen Umfang genau festzustellen ist. Deshalb ist dazu auch eine Intratrachealnarkose notwendig.

Beim offenen Pneumothorax kommt es zu einer Reihe von pathologisch-physiologischen Veränderungen, vor allem in bezug auf Atmung und Kreislauf; es drohen verschiedene Komplikationen und damit die unmittelbare Gefahr für das Leben des Verletzten. Abgesehen von der Größe der penetrierenden Wunde kann es sofort bei der Verletzung auf Grund des Pleurareflexes, der über den Nervus vagus verläuft, zu einem Herz- und Atemstillstand kommen. Dies kann auch, allerdings in seltenen Fällen, schon bei einer einfachen Punktion des Pleuraraumes geschehen.

Verschiedene weitere Faktoren sind für das jeweilige Zustandsbild bei einem offenen Pneumothorax maßgebend. Die Symptome hängen selbstverständlich davon ab, wie groß die Öffnung in der Brustwand im Vergleich zum Volumen der Luftröhre ist (C. GARRÉ). Die Atemnot, die bei einem offenen Pneumothorax in mehr oder weniger ausgeprägter Form immer eintritt, hängt nicht nur mit der retrahierten Lunge zusammen, sondern ist auch durch das gefürchtete Mediastinalflattern bedingt. Bei der Inspiration wird das Mittelfell durch den auf der verletzten Seite bestehenden äußeren Luftdruck nach der unverletzten Seite hin gedrängt und durch die negativen Druckwerte der Inspiration auch nach der unverletzten Seite gezogen. Wenn anschließend der intrapleurale Druck im Exspirium erhöht wird, bewegt sich das Mittelfell nach der offenen Brustkorbseite. Es hängt nun alles davon ab, wie weit das Mittelfell beweglich ist. Bei starrem Mittelfell wird es naturgemäß weniger zum Mediastinalflattern kommen. So ließen sich z.B. die beim Hund nach SAUERBRUCH erfolgten Versuche des offenen Pneumothorax nicht ohne weiteres auf den Menschen übertragen, da das Mittelfell beim Hund besonders beweglich ist. Da es nun beim offenen Pneumothorax zu der sogenannten Preßatmung kommen kann, wobei bei reflektorisch geschlossener Glottis die Exspiration forciert wird, entstehen in der unverletzten Lunge und Pleurahöhle positive Druckwerte. Es kommt so zu einer Insuffizienz des Luftwechsels auch der gesunden Seite, weil die Abfuhr der Kohlensäure vermindert ist und auch der Zustrom von Frischluft herabgesetzt wird. In der Pneumothorax-Lunge kommt es nun zu einer *paradoxen Atmung*. Die dabei hin und her gepreßte Luft wird als *Pendelluft* bezeichnet.

In der Exspiration der gesunden Lunge strömt nur ein Teil der Ausatmungsluft durch die Trachea nach außen, ein Teil hingegen in die Pneumothorax-Lunge, die sich daher etwas vergrößert. In der Inspiration kommt es zum umgekehrten Vorgang, wobei nun die gesunde Lunge im Exspirium auch noch kohlensäurereiche und sauerstoffarme Luft aus der Pneumothorax-Lunge absaugt. Ursprünglich hat man der Verschiebung des Herzens, die durch die Verlagerung des Mittelfelles zustande kommt, große Bedeutung zugemessen. Man kann aber wohl annehmen, daß bei der diastolischen Entfaltung des Herzens mechanisch der Abfluß des Blutes durch die großen Hohlvenen zum Herzen gedrosselt wird. Dies läßt sich klinisch an den erweiterten Halsvenen erkennen. Ein weiterer Umstand wirkt sich ebenfalls schlecht auf den kleinen Kreislauf aus: Im Gegensatz zu früheren Meinungen nimmt die Durchblutung einer retrahierten Lunge ab. Es wird dadurch der Widerstand im kleinen Kreislauf erhöht (B. LÖHR).

Auf Grund dieser kurzen pathologisch-physiologischen Ausführungen kann man sich das klinische Bild nun gut erklären. Wenn Luft durch eine Öffnung in den Pleuralraum dringt, was man oft an einem saugenden, schlürfenden Geräusch erkennen kann, kommt es reflektorisch meist zu einem Aussetzen der Atmung und auch des Pulses. Auf Grund des vorher erwähnten Vagus-Reflexes können beide zunächst nicht mehr wiederkehren. Je nach der Schwere der Verletzung geht aber diese Krise vorüber, die Atmung setzt wieder ein, die Lunge hat sich nun aber von der Brustwand gelöst. Nach einigen stürmischen Atemzügen kommt es, besonders im Exspirium, zu einer verlangsamten Atmung, wobei die Auxiliarmuskeln miteinsetzen. Es erfolgt dann die Preßatmung, die mit Atemnot und steigender Cyanose einhergeht. Die Halsvenen können erweitert sein und weisen so auf eine Behinderung des Rückflusses hin. Infolge einer ungenügenden Anreicherung des Blutes mit Sauerstoff und mit Ansteigen des Kohlensäuregehaltes kommt es zu einer Reizung des Atemzentrums wie auch der Herz- und Gefäßzentren. Nach ursprünglich verlangsamter Schlagfolge und vorübergehendem Blutdruckanstieg steigt nun die Pulsfrequenz wieder an und der Puls wird klein und weich. Selbstverständlich wird es nicht zu so stürmischen Erscheinungen kommen, wenn eine vorangegangene Pleuritis die Retraktion der Lunge verhindert. Bei Gewalteinwirkungen kann eine Lungenanspießung eventuell ebenfalls den totalen Lungenkollaps verhindern.

b) *Therapie:* Sie gliedert sich in Sofortmaßnahmen an der Unfallstelle, die definitive Versorgung und schließlich die zur Nachbehandlung notwendigen Anordnungen. Es ist eine bekannte Tatsache, daß die Prognose der offenen Thoraxverletzung weitgehend vom Ausmaß der Thoraxwunde abhängt und daß die vordringlichste Sofortmaßnahme darin besteht, den offenen Pneumothorax in einen geschlossenen zu verwandeln. Dadurch können die oben geschilderten Komplikationen, vor allem das bedrohliche Mediastinalflattern, schlagartig beseitigt werden. Bei kleineren Wunden genügt manchmal ein luftdichter Verband aus Heftpflaster und anschließend strenge Lagerung auf die verletzte Seite. In scheinbar hoffnungslosen Fällen mit breitester Eröffnung des Brustraumes kann man durch Erfassen der Lunge mit einem Faßinstrument oder auch mit der Hand allein die Öffnung verkleinern und zumindest im Sinne einer Notmaßnahme eine Überbrückung bis zur endgültigen Versorgung schaffen. Die endgültige Versorgung hängt nun vom Ausmaß der Verletzung ab. Diese geschieht vor allem unter kontrollierter Atmung mit einem geschlossenen oder bei leichteren Fällen auch halbgeschlossenem System, bei dem über einem dicht schließenden Intratrachealtubus Sauerstoff bzw. Narkosegemisch unter Druck eingeblasen wird. Schlagartig wird dadurch sowohl die paradoxe Respiration als auch das Mediastinalatmen beseitigt. Vor allem muß bei der definitiven Versorgung erreicht werden, daß die Brustkorbwunde luftdicht verschlossen ist. Wenn sich die Lunge noch nicht ausgedehnt hat, so muß die restliche Luft trotzdem abpunktiert werden, in vielen Fällen ist es notwendig, eine Doppelsaugdrainage vorzunehmen, um sowohl die Luft aus dem Pleuraraum als auch Blut oder Ergüsse zu entfernen.

c) *Auswertung unseres Verletztenmaterials* (s. Abb. 38): Aus der Aufschlüsselung geht hervor, daß wir unter unseren 462 Brustkorbverletzungen 53mal, das sind in 11,47%, bezogen auf die Gesamtzahl der Fälle, einen Pneumothorax vorgefunden haben. Wie schon eingangs betont (s. S. 47), war es nur in 8 Fällen zu einer Eröffnung des Brustraumes, also zu einem offenen Pneumothorax, gekommen. Dies entspricht, bezogen auf die Gesamtzahl der Pneumothoraces, einem Prozentsatz von 15,10%. Es handelt sich also im Frieden lediglich um einen geringen Prozentsatz.

Im Krieg liegen diese Verhältnisse, bei der großen Zahl von Schuß- und Splitterverletzungen, selbstverständlich anders. Weiter ist charakteristisch, daß im Frieden praktisch die meisten Fälle nur geringfügige penetrierende Öffnungen aufweisen. So kommen also die schwersten Erscheinungen, wie sie oben geschildert wurden, nur selten zur Beobachtung.

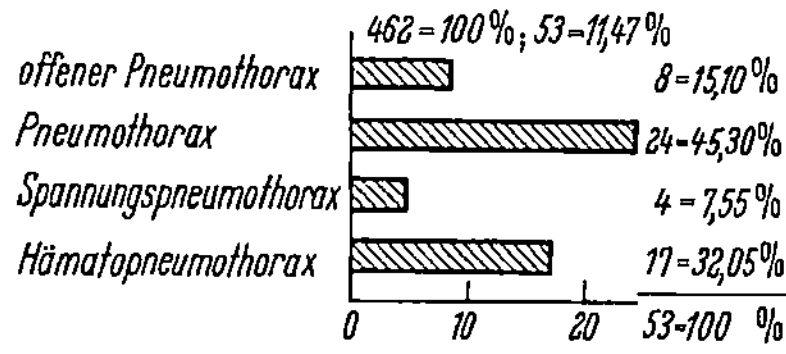

Abb. 38. Pneumothorax

Wenn wir den Unfallhergang dieser 8 schweren Fälle betrachten, so waren es in 2 Fällen Lungendurchschüsse. In einem Fall handelte es sich um einen Herzstich, der trotz operativer Versorgung in unserer Klinik nach etwa 5 Std. verstarb (1498/56). Bei einem weiteren Verletzten (1258/55) ist es nach einem Lenkradanprall zu einem offenen Hämatopneumothorax und schließlich zu einer Verblutung aus der A. mammaria gekommen. Dieser Fall (schon vorher erwähnt) ist nach Erstversorgung in einem auswärtigen Krankenhaus in unserer Klinik moribund eingeliefert worden. Abgesehen von diesen beiden Fällen sind alle anderen am Leben geblieben. Weitere Eröffnungen des Brustraumes kamen in je einem Fall durch Sturz mit dem Fahrrad und Einstoßen der Lenkstange, durch Verletzung mit zersplitterten Fensterstücken und durch Eröffnung des Brustraumes mit einem Stock beim Spielen zustande. Schließlich sei noch einmal auf jenen Fall hingewiesen (s. S. 47, Fall 2607/59), bei dem es sich um eine breite Eröffnung des Abdomens am Oberbauch mit einer Eröffnung des Magens und des Zwerchfelles sowie einen Riß des Herzbeutels gehandelt hat (Verletzung beim Holzen durch einen vorstehenden Ast).

Was nun das Ergebnis anbelangt, so wurde schon erwähnt, daß von den obengenannten 8 Fällen zwei zugrunde gingen (der Herzstich und die Verblutung aus der A. mammaria). Von den verbleibenden 6 Verletzten liegen 4 Nachuntersuchungsergebnisse vor. Subjektiv haben drei davon ganz geringe Restbeschwerden (Witterungsempfindlichkeit) und in einem Fall bestehen überhaupt keine Beschwerden.

2. Der innere offene Pneumothorax
(Abb. 39)

Bei dem nun zu besprechenden *traumatischen inneren offenen Pneumothorax* liegen die Verhältnisse so, daß über eine Fistel, über eine Verletzung, eine Verbindung zwischen Außenluft (Bronchialbaum) und Pleurahöhle vorhanden ist und es auch fast regelmäßig zu allen pathologischphysiologischen Auswirkungen, wie sie oben bereits für den offenen Pneumothorax beschrieben wurden, kommt. Allerdings sind die Auswirkungen an Intensität nicht so stürmisch und vor allem nicht so gefährlich, weil die Verbindung zwischen Außenwelt und Pleurahöhle nie sehr groß ist. In den meisten Fällen ist es daher nicht notwendig, einen inneren offenen Pneumothorax abzusaugen. Dies ist nur dann erforderlich, wenn sich Übergänge zu einem Ventil oder Spannungspneumothorax zeigen. Allerdings kann es auch vorkommen, daß noch zusätzlich eine Blutung im Pleuraraum entsteht. Meist aber schließen sich die traumatisch entstandenen Fisteln in kurzer Zeit von selbst und dann kann sich schließlich der Pneu von selbst aufsaugen, womit auch die Lunge entfaltet wird.

Selbstverständlich muß man trotzdem den Zustand der kollabierten Lunge möglichst oft kontrollieren und gelegentlich dementsprechende Maßnahmen ergreifen.

Auswertung unseres Verletztenmaterials: Wir konnten den Befund eines traumatischen inneren, offenen Pneumothorax an 24 Fällen feststellen. Dies entspricht, bezogen auf die Gesamtzahl aller Pneumothoraces, 45,28% (s. Abb. 38). Von den 24 Verletzten sind insgesamt 3 gestorben. Einer kurz nach der Einlieferung; er war moribund in die Klinik gebracht worden, nachdem er am Bahnhof zwischen zwei

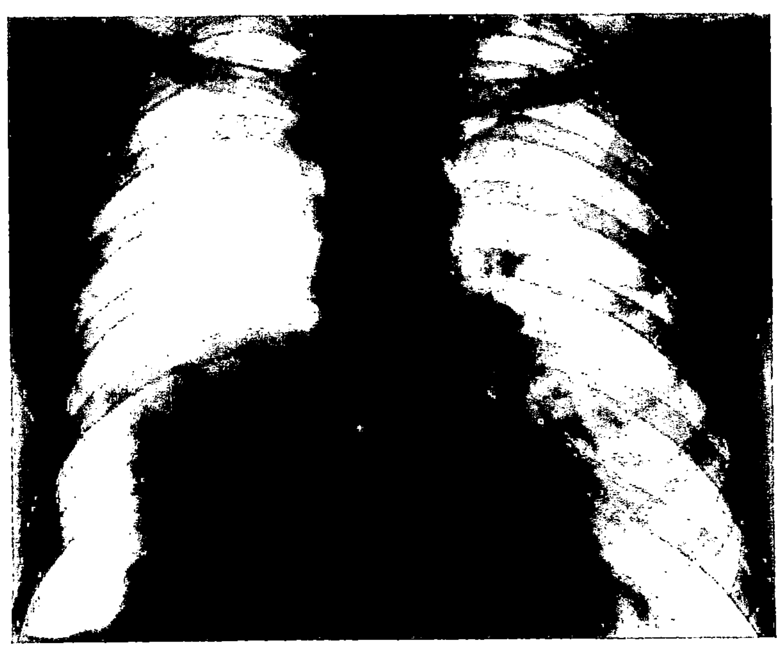

Abb. 39. Rechtsseitiger Pneumothorax. Lunge fast vollständig kollabiert. Keine Mediastinalverlagerung. Kleiner Sinuserguß. Fraktur der 4. Rippe

Puffer geraten war (1427/58). Wahrscheinlich hatte es sich hier schon um eine zunächst leichte Form eines Ventil-Pneumothorax gehandelt, denn die Luftröhre war knapp unterhalb des gebrochenen Ringknorpels quer abgerissen. Daneben fand sich ein Mediastinalemphysem, ein vollkommener Pneu der linken Lunge bei Bruch des Schlüsselbeines. Der zweite Verletzte ist bereits unter unseren Obduktionsfällen unter den Zwerchfellverletzungen erwähnt worden (848/59, s. S. 27). Unter der Annahme einer intraabdominellen Verletzung wurde er kurz nach der Einlieferung laparotomiert und dabei ein retroperitoneales Hämatom festgestellt. Der gleichzeitig bestehende Zwerchfellriß wurde nicht erkannt, auch der Pneumothorax erst bei der Obduktion festgestellt. Der dritte Verletzte war ein 75-jähriger Mann (3255/ 1958), der nach einem Sturz aus dem 2. Stock mit Rippenserienfrakturen rechts und einem schweren Schockzustand in die Klinik gebracht wurde; bei ihm konnte zunächst ein Pneumothorax durch Punktion entleert werden. Er ging nach 10 Tagen in der Hauptsache an einer Pneumonie und einer schleimig-eitrigen Bronchitis mit einer sero-fibrinösen Begleitpleuritis zugrunde. Bei der Obduktion fand sich neuerlich ein Pneumothorax. Im ersten und im zweiten Fall lagen hochgradige Hautemphyseme vor, beide gehörten also vielleicht den später zu besprechenden Fällen mit Spannungspneumothorax an.

Zu bemerken ist noch, daß in einigen Fällen der Pneumothorax nicht sofort bei der Einlieferung vorhanden war und erst nach einigen Tagen festgestellt wurde, ebenso verhält es sich mit dabei später entstehenden Ergüssen, die in einigen Fällen auch erst zu einem späteren Zeitpunkt auftraten.

Von den Nachuntersuchungen ist diesmal ein Fall bemerkenswert, weil die von ihm angegebenen subjektiven Beschwerden nicht im Einklang mit einem objektiven Nachuntersuchungsbefund zu bringen sind. Es handelte sich um einen 52-jährigen Landwirt (4082/60), der von einem Heustock gestürzt war und bei dem eine Rippenserienfraktur links und ein Pneumothorax gefunden wurde. Er zeigte bei der Einlieferung nur geringe Atemnot und konnte nach 9-tägiger stationärer Behandlung in gutem Allgemeinzustand entlassen werden. Ein damals angefertigtes Elektrokardiogramm ergab keinen Anhalt für pathologische Veränderungen. Bei der Nachuntersuchung gab der Patient nun Schmerzen im Brustkorb an, die überall stechend und brennend auftreten. Weiter leide er an Kurzatmigkeit, Beklemmungsgefühl und habe auch Lufthunger bei Anstrengungen. Auch in der Ruhe habe er Atembeschwerden. Seit dem Unfall habe er überhaupt häufig an Störungen der Atemorgane und des Herzens gelitten. Er hat seinen Beruf ändern müssen und er stünde wegen des Unfalles noch immer in ärztlicher Behandlung. Da es sich um einen entschädigungspflichtigen Arbeitsunfall handelt, habe er eine Rente von 20%. Die Untersuchung der Lunge, sowohl physikalisch als auch röntgenologisch, und des Herzens, darunter auch mit Elektrokardiogramm, ergab nun überhaupt keinen pathologischen Befund. Dieser Verletzte gehört zu jenen Fällen, die man immer wieder im Rahmen von Nachuntersuchungen vorfinden wird. Ihre subjektiven Beschwerden sind nicht in Einklang mit dem objektiven Befund zu bringen und man muß die Frage aufwerfen, inwieweit dabei andere Momente, wie vor allem die Tatsache, daß es sich um einen entschädigungspflichtigen Unfall gehandelt hat, eine Rolle spielen.

3. Der Spannungs- oder Ventil-Pneumothorax

a) *Entstehung und Patho-Physiologie:* Diese Form des Pneumothorax kommt wohl nur selten vor, steht jedoch an Gefährlichkeit dem offenen Pneumothorax in der Kriegschirurgie nicht nach. In Friedenszeiten nehmen die offenen äußeren Prozesse selten so bedrohliche Formen an, da die penetrierenden Wunden meist keine große Ausdehnung haben, dafür ist der Spannungspneumothorax die weit gefährlichste Form. Wenn bei seinem Auftreten, das heißt in manchen Fällen schon an der Unfallstelle, nicht sofort entsprechende Maßnahmen ergriffen werden, führt er rasch zum Tode. Im Gegensatz zum inneren offenen Pneumothorax bildet bekanntlich der Ventilmechanismus das Charakteristikum für das bedrohliche Zustandsbild des Spannungspneumothorax. Es ist dabei nicht unbedingt notwendig, daß die Lungenwunde lappenförmig, also ventilförmig gestaltet ist, sondern es genügt schon eine einfache Wunde mit der Eigenschaft, daß sich im Exspirium die vorliegende Fistel verschließt, während sie sich im Inspirium wieder öffnet. Somit entsteht ein Spannungspneumothorax meist bei der Inspiration. Er kann aber auch durch Exspiration entstehen, und zwar dann, wenn es durch Wundschmerz, Hustenstöße oder ähnliches zu einer reflektorischen Preßatmung und zu einem Glottiskrampf kommt. In solchen Fällen strömt die Luft der im Exspirium sich zurückziehenden gesunden Lunge in die verletzte Lunge und von dort in den Pleuralraum der verletzten Seite. Durch den so entstandenen Ventilmechanismus und dem stetig steigenden Druck im Pleuralraum der verletzten Seite kommt es zu den bekannten Folgeerscheinungen des Spannungspneumothorax. Falls keine Entlastung vorgenommen wird, erfolgt in kurzer Zeit der Tod durch Blockierung des kleinen Kreislaufes.

Eine weitere Komplikation, die recht häufig beim Spannungspneumothorax auftritt, ist das Mediastinalemphysem (NISSEN). Grundsätzliche Arbeiten darüber finden sich schon bei SAUERBRUCH, JEHN und GRÄFF. Die unter Druck stehende Luft kann in das Mediastinum hineingepreßt werden, meist durch die verletzte mediastinale Pleura. Aber auch bei unverletzter Pleura kann durch das lockere peribronchiale Gewebe Luft in den Mittelfellraum gelangen. Dieses Mediastinalemphysem stellt natürlich einen weiteren lebensbedrohlichen Faktor dar. Es entlastet sich meist spontan zuerst unter die Haut an Hals- und Kopfpartien, später auch über den gesamten Körper. Deshalb wird beim Vorliegen eines Spannungspneumothorax fast immer ein rasch zunehmendes Hautemphysem zuerst in den oberen Körperregionen vorgefunden.

b) *Therapie* (Abb. 40—46): Alle Autoren sind sich über die Gefährlichkeit des Spannungs- bzw. Ventil-Pneumothorax einig. Er wird immer unter jenen Komplikationen angeführt, die ein sofortiges Handeln erfordern. Klinisch zeigt er, wie schon oben erwähnt, ein sich akut verschlechterndes allgemeines Zustandsbild des Verletzten. Neben dem physikalischen Befund über Lunge und Herz (tympanitischer Klopfschall, Verkleinerung der Herzdämpfung) findet sich vor allem ein schwerer Schockzustand sowie Preßatmung mit Dyspnoe bis zu Erstickungsanfällen. Weiter läßt sich meist, wie schon oben erwähnt, ein rasch zunehmendes Hautemphysem im Bereich des Halses und des Kopfes sehen. Schließlich tritt das Zwerchfell tiefer und in fortgeschrittenen Stadien wölben sich bereits die Intercostalräume vor. Wenn man dieses Zustandsbild antrifft, muß man schon an der Unfallstelle eine Entlastung vornehmen und kann die Verantwortung für einen Transport nicht mehr übernehmen. Die Einführung einer Punktionsnadel ist lebensrettend. Wenn darnach nicht die genügende Entlastung eintritt, soll man möglichst mit einer Zweiweghahnspritze die Luft absaugen. Falls eine solche nicht zur Verfügung steht, genügt eine einfache Injektionsspritze. Diese Art der Entlastung ist dann für den Transport bzw. bis zur endgültigen Versorgung beizubehalten. Bei dieser ist es in den meisten Fällen notwendig, eine Saugdrainage anzulegen. In vielen Fällen genügt eine Heber-Drainage, manchmal muß aber zusätzlich noch eine Saugpumpe angeschlossen werden. Kann auch damit keine genügende Entlastung erzielt werden, dann soll mit der Thorakotomie nicht mehr gezögert werden (s. unseren Fall Prot. Nr. 2443/59), weil dann der dringende Verdacht auf die Verletzung eines größeren Bronchus vorliegt.

Das oft auftretende Mediastinalemphysem kann, wie schon erwähnt, für sich allein zu lebensbedrohlichen Zuständen führen. Deshalb muß es in manchen Fällen ebenfalls, wenn das Hautemphysem im Bereich des Kopfes und der Brust nicht zurückgeht, entlastet werden. Dazu genügen meist Incisionen am Jugulum. Wenn sich das Hautemphysem aber weiter verstärkt, darf man mit einer Tracheotomie nicht zögern (W. WEBER).

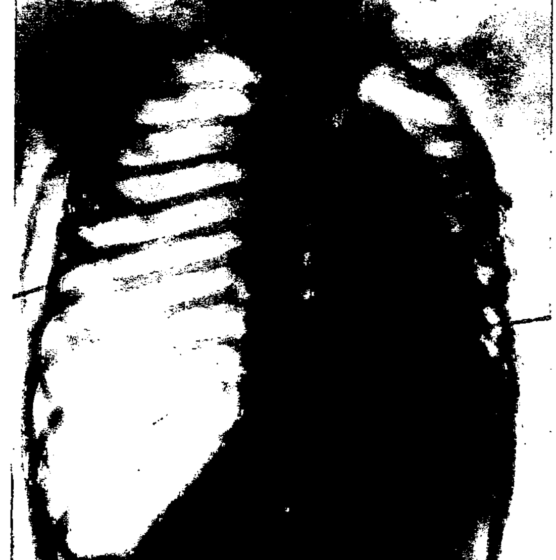

Abb. 40 — 46 zeigt Verlauf
und Behandlung eines
Spannungspneumothorax

Abb. 40. Spannungspneu-
mothorax rechts, starker
Tiefstand der rechten
Zwerchfellhälfte, Verlagerung des Mittelschattens
nach links, rechts Lunge
weitgehend kollabiert.
Dringliche Punktion

Dadurch wird, nach Ausschaltung des Nasen-Rachenraumes, der Totraum bei der Atmung verkleinert und die Sauerstoffzufuhr zur verbliebenen Atemfläche erhöht. Gleichzeitig stellt die Tracheotomie aber auch
ein Sicherheitsventil des Tracheo-Bronchialraumes dar, das unter Um-

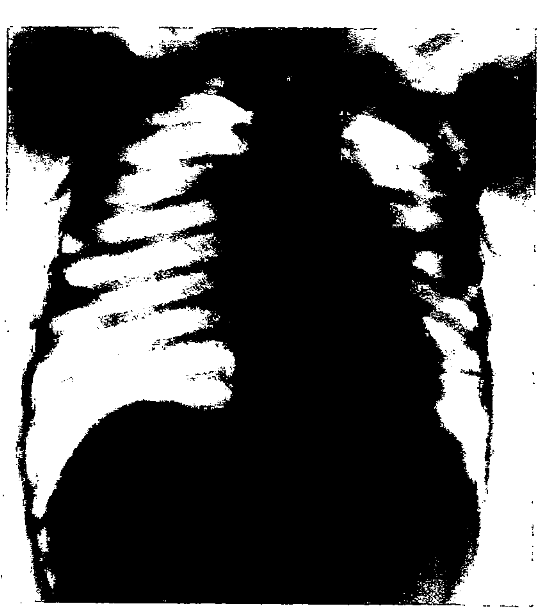

Abb. 41. Beim Absaugen:
Rechts ist das Zwerchfell
in normaler Höhe. Die Verlagerung des Mittel-
schattens nach links ver-
mindert, die Lunge wieder
etwas aufgebläht

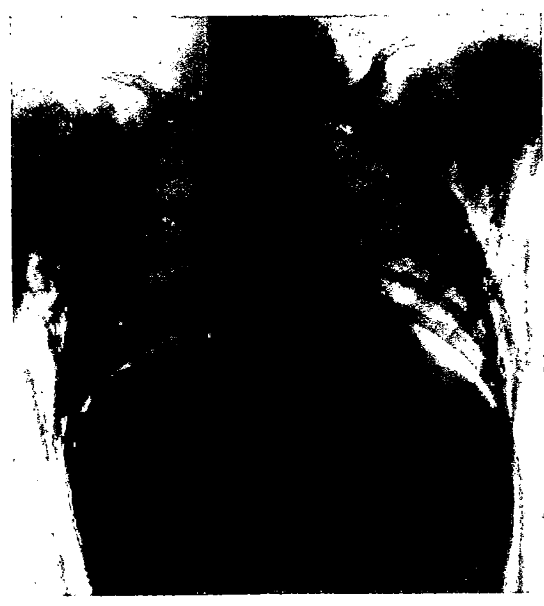

Abb. 42. Die Punktionsnadeln wurden durch Schlauchdrainage ersetzt: Kein Pneu rechts, die Lunge vollständig aufgebläht, der Mittelschatten wieder in normaler Lage. Noch immer mächtiges Hautemphysem

gehung des Glottiskrampfes den endobronchialen Druck herabsetzt, wodurch nicht mehr so viel Luft in die breit offene Brustfellhöhle oder ins Zellgewebe des Mediastinums abwandern kann.

c) *Auswertung unseres Verletztenmaterials:* Unter unseren 462 klinischen Fällen fand sich nur 4mal ein sicher nachweisbarer Spannungspneumothorax. Bezogen auf

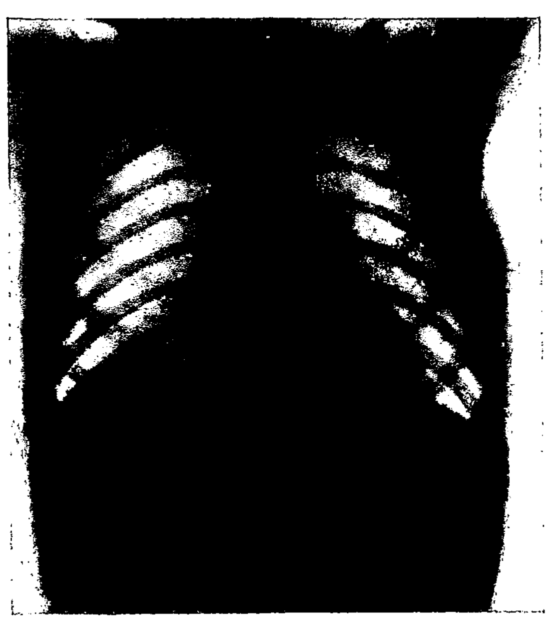

Abb. 43. Kontrollbild am nächsten Tag: Rechts noch ein schmaler Pneumantel, Hautemphysem fast verschwunden, sonst normaler Befund

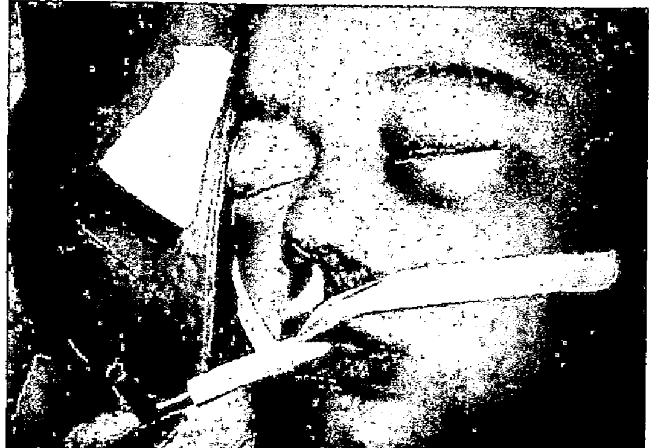

Abb. 44. Mächtiges Haut-
emphysem, besonders an
den Augenlidern zu sehen.
Schaumiges Blut aus Mund
und Nase (Vgl. Abb. 40)

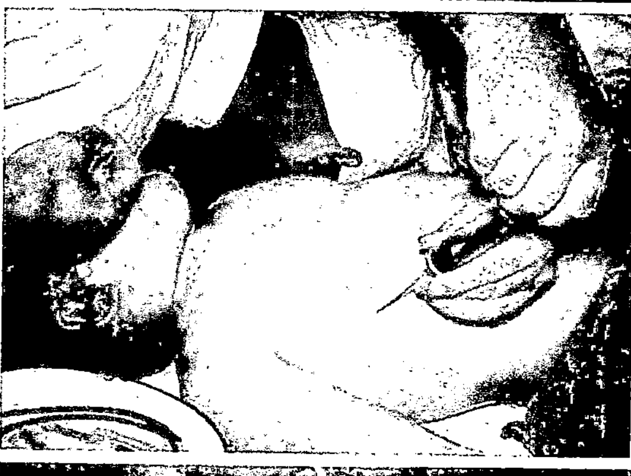

Abb. 45. Dringliche Punk-
tion des Spannungspneumo-
thorax (Vgl. Abb. 40 und 41)

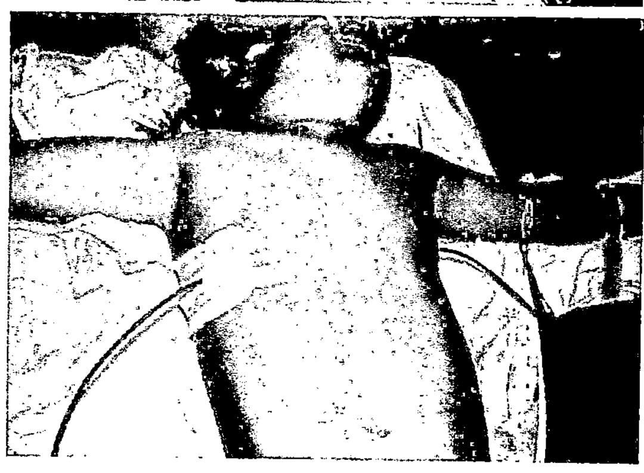

Abb. 46. Die Punktion wurde durch Schlauchdrainage
ersetzt (Vgl. Abb. 42)

die insgesamt 53 Fälle von Pneumothorax allein bedeutet dies einen Prozentsatz von
7,55% (s. Abb. 38). Hier muß allerdings zur Diskussion gestellt werden, ob es nicht
in vielen Fällen fließende Übergänge vom nach innen offenen Pneumothorax zum
Spannungspneumothorax gibt. Wir konnten doch bei einer beträchtlichen Anzahl
von Patienten Hautemphyseme feststellen, die bei manchen Verletzten schon recht
mächtig waren (s. S. 79). Zu einem Hautemphysem ist aber auf jeden Fall eine Verletzung der Pleura pulmonalis und der Pleura costalis notwendig, sowie vor allem

6*

auch ein gewisser Überdruck, der die Luft in das Unterhautzellgewebe preßt. Man müßte also doch in manchen Fällen von einem zumindest geringfügigen Spannungspneumothorax sprechen und es wäre vorstellbar, daß sich dieser nach kleinen Verletzungen zunächst einstellt, daß sich aber eine Entlastung in die Haut selbst ausbildet und schließlich ein selbsttätiger Verschluß des Ventilmechanismus zustande kommt. Es wäre demnach aus der klinischen Erfahrung die Selbstheilung eines geringfügigen Spannungspneumothorax zumindest theoretisch vorstellbar.

Jedenfalls handelte es sich bei unseren 4 Fällen um einen Spannungspneumothorax, der lebensbedrohliche Formen angenommen hatte und bei denen man eingreifen mußte. Fall 1 wurde bereits kurz erwähnt (2443/59). Es handelte sich um einen 15jährigen Buben, der beim Klettern abgestürzt war und in einem schwer lebensbedrohlichem Zustand kurz nach dem Unfall in unsere Klinik gebracht wurde. Er zeigte alle Zeichen eines Spannungspneumothorax und es wurde sofort versucht mit einer Rotandaspritze zu entlasten. Da dies zu keinem Erfolg führte, wurde schließlich eine Saugpumpe an die Punktionsnadel angeschlossen. Auch damit konnte das Zustandsbild nicht definitiv geändert werden. Es kam im Gegenteil zu einer Zunahme des Spannungspneumothorax. Vor allem nahm das anfänglich noch geringe Hautemphysem im Bereiche des Halses und des Kopfes einen mächtigen Umfang an und dehnte sich auf den ganzen Körper direkt ballonförmig aus. Dies betrachteten wir als eine absolute Indikation zur Thorakotomie. Einerseits glaubten wir das Vorliegen eines Mediastinalemphysems annehmen zu müssen, andererseits bestand der Verdacht auf einen Bronchus- oder Trachealriß. Da das Zustandbild schon so fortgeschritten und lebensbedrohlich war, mußte auf eine präoperative Bronchuskopie verzichtet werden. Sie hätte übrigens, wie der Befund bei der Thorakotomie zeigte, diagnostisch nicht weitergeführt. Bei der Operation, die durch Resektion der 7. Rippe links erfolgte, zeigte sich nun am linken Lungenunterlappen eine ventilartige Verletzung der Lunge, ein größerer Bronchus ragte frei in die Pleurahöhle und ließ immer wieder stoßartig Luft entströmen. Nach Versorgung dieser Wunde mußte anschließend nach laparotomiert werden, da man den Eindruck hatte, daß auch eine abdominale Blutung vorlag. Tatsächlich fand sich noch ein Milzriß. Der Verletzte konnte 24 Tage nach dem Unfall völlig geheilt entlassen werden. Sein lebensbedrohliches Zustandsbild hatte sich bereits nach der Thorakotomie schlagartig geändert. Bei der Nachuntersuchung war er beschwerdefrei.

Es sei also besonders betont, daß die Indikation zur Thorakotomie immer dann gegeben ist, wenn sich ein Spannungspneumothorax mit Punktion oder Absaugen nicht genügend entlasten läßt. Meist handelt es sich dann um eine Verletzung größerer Luftwege.

Der Vollständigkeit halber sei berichtet, daß unter unseren Patienten keine Verletzung eines Hauptbronchus beobachtet werden konnte. Im übrigen siehe über Bronchusruptur im Obduktionsteil (s. S. 35).

Der zweite Fall eines Spannungspneumothorax betraf einen 44jährigen Mann (662/60), der mit einem Personenkraftwagen in einen Kran gefahren war und kurz nach dem Unfall in unsere Klinik eingeliefert wurde. Er wurde sofort abpunktiert, 2 Tage später kam es wieder zu einer Dyspnose und zu Verdrängungen des Mediastinums nach der gesunden Seite hin. Es mußte neuerlich Luft abgesaugt werden, worauf sich der Allgemeinzustand besserte. 17 Tage nach der Verletzung konnte der Patient aus unserer Klinik in gutem Zustand entlassen werden. Zu erwähnen ist noch, daß bei der Nachuntersuchung am 13. 6. 1962 sein Elektrokardiogramm nur mehr eine ganz geringgradige Herzmuskelfunktionsstörung nachweisen konnte, während das am zweiten Tag nach der Verletzung angefertigte Elektrokardiogramm ein Rechtsherz mit beträchtlicher Herzmuskelfunktionsstörung gezeigt hatte. Die Lungendurchleuchtung anläßlich der Nachuntersuchung ließ erkennen, daß der betroffene Basalsinus hinten nicht ideal entfaltbar war. Subjektiv hatte der Patient jedoch überhaupt keine Beschwerden.

Bei dem dritten Fall handelt es sich um einen 48jährigen Mann (2522/55), der als Rollerfahrer mit einem Obus zusammengestoßen war. Bei der Einlieferung, die kurz nach dem Unfallereignis erfolgte, war er in einem lebensbedrohlichen Zustand.

Einhergehend mit den Zeichen drohender Erstickung fanden sich beiderseits Rippenserienfrakturen, ein Spannungspneumothorax und ein ausgedehntes, generalisiertes
Hautemphysem. Auf Punktion erfolgte prompte Erholung. Der Patient konnte
jedoch erst am 60. Tag nach dem Unfall aus dem Krankenhaus entlassen werden,
weil sich während des Verlaufes noch ein Erguß entwickelt hatte. Bei der Nachuntersuchung am 19. 6. 1962 klagte er subjektiv über starke Beschwerden von seiten des
Herz-Kreislaufes. Er habe auch seinen Beruf aufgeben müssen, das heißt, er sei
Rentenempfänger geworden. Durchleuchtung und Röntgenaufnahme ergeben eine
Verschattung und Schrumpfung der linken Lungenspitze, der Mittelschatten im
oberen Anteil war weit nach links verzogen, der linke Basalsinus obliteriert. Rechts
fand sich eine zarte Schwiele, sonst jedoch keine Besonderheiten. Das Elektrokardiogramm ergab eine normale Kurve.

Schließlich ist es im letzten Fall dieser Gruppe zu einem tödlichen Ausgang gekommen. Ein 34jähriger Mann (3837/60) war beim Überholen mit seinem Personenkraftwagen gegen eine Mauer geprallt. Er war zuerst in einem auswärtigen Krankenhaus mit den Zeichen eines Spannungspneumothorax punktiert worden. Obwohl
dadurch die pulmonale Verletzung gleich beherrscht wurde, erfolgte am nächsten
Tag die Überstellung in unsere Klinik wegen Anurie. Es handelte sich um eine völlige
Zerreißung der linken Niere. 4 Tage nach der Einlieferung ging der Patient unauf-
haltsam am Nierenversagen zugrunde. Bei der Obduktion fanden sich eine Reihe
weiterer schwerer Verletzungen.

Der Hämatopneumothorax: Dieser Befund ließ sich in 17 Fällen
erheben, bezogen auf die Zahl des Pneumothorax 32,05%. Da schon im
Rahmen des Hämatothorax die Diskussion erfolgte, sei lediglich (s. S. 64),
um Irrtümern vorzubeugen, die scheinbare Diskrepanz zwischen einerseits 18 Fällen von Pneumothorax allein geklärt. In einem Fall hatte es
sich um einen offenen Hämatopneumothorax gehandelt, der nun bei der
jetzigen Aufstellung des Pneumothorax zu dem offenen Pneumothorax
gezählt wurde.

III. Hautemphysem und Mediastinalemphysem

Unter unseren 462 Fällen (Abb. 47, 48) konnten wir bei 63, das sind
13,63%, ein Hautemphysem feststellen. Von diesen 63 Verletzten sind
13 (20,6%) verstorben. Daraus kann geschlossen werden, daß ein Hautemphysem nicht selten ein Symptom einer besonders schweren Form der
Brustkorbverletzung darstellt. Als solches ist es jedenfalls immer ernst
zu werten und darf nicht bagatellisiert werden. Eine chirurgische Behandlung allerdings ist selten notwendig. Wenn es wirklich beträchtliche
Ausmaße annimmt, können zunächst Incisionen oder das Legen von
Punktionsnadeln eine Erleichterung schaffen. Viel wichtiger ist es aber,
ein mächtiges und vor allem rasch zunehmendes Hautemphysem als
Alarmsymptom aufzufassen. In derartig gelagerten Fällen handelt es sich,
wie schon mehrfach hingewiesen wurde (s. S. 73), meist um einen Spannungspneumothorax und in vielen Fällen sogar um ein Mediastinalemphysem mit bereits lebensbedrohlichen Komplikationen (s. S. 74). Man muß
immer daran denken, daß ein Hautemphysem nur bei einer Verletzung
der Pleura pulmonalis und der Pleura costalis zustande kommt und daß
vor allem doch immerhin ein gewisser Druck notwendig ist, damit Luft
überhaupt in das Unterhautzellgewebe gelangen kann. So konnten wir
auch in allen Fällen von Hautemphysem zunächst eine Rippenfraktur

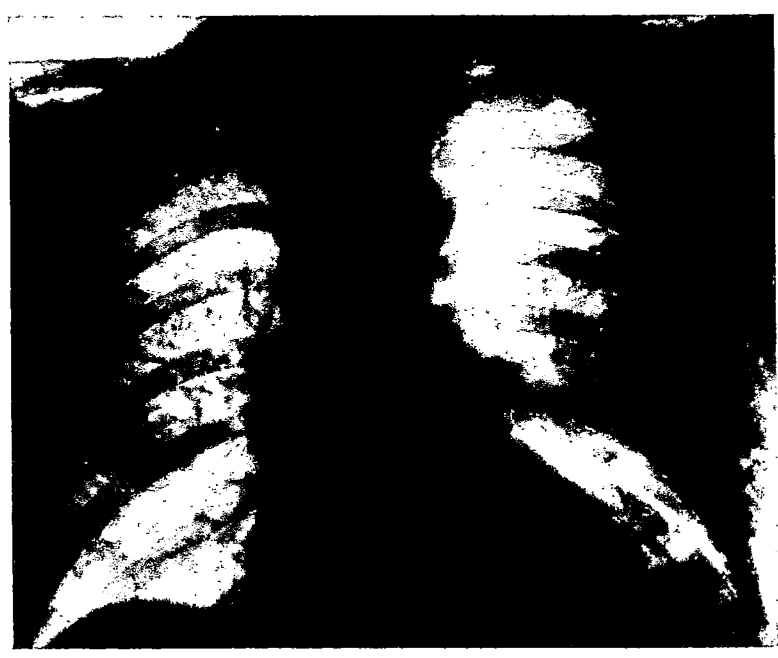

Abb. 47. Ausgedehntes Hautemphysem, fast kompletter Pneu links, keine Mediastinalverlagerung, geringer Sinuserguß, Rippenserienfraktur links

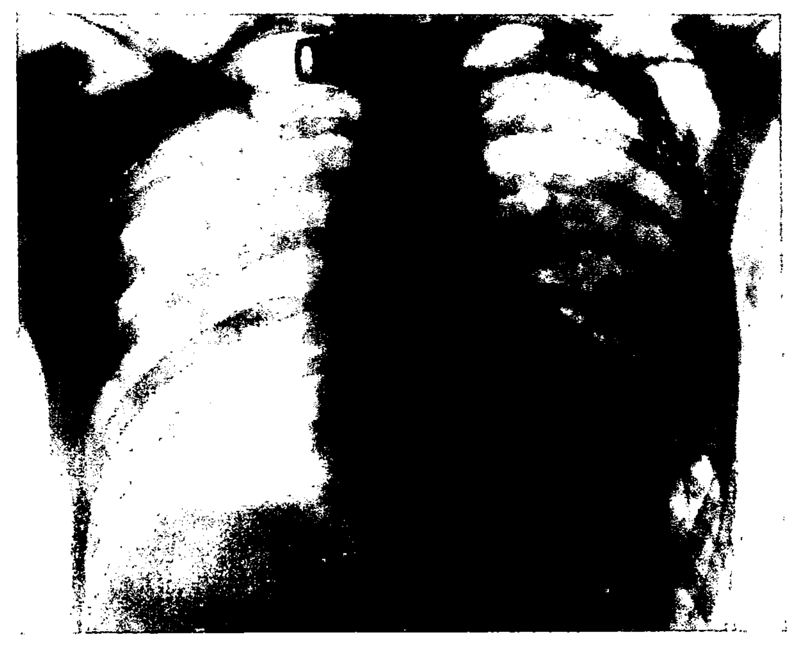

Abb. 48. Mediastinalemphysem und Pneumothorax rechts. Das Mediastinalemphysem erkennt man hier besonders gut paravertebral und links entlang des Mittelschattenrandes! Außer dem Hautemphysem beiderseits

feststellen. Bei den 13 mit Hautemphysem Verstorbenen fanden sich auch in 2 Fällen ein Mediastinalemphysem (Fälle schon vorher erwähnt). In einem davon (1427/58) handelt es sich um den schon moribund eingelieferten 20-jährigen Mann, der auf einem Bahnhof zwischen zwei Puffer gelangt war und der einen queren Abriß der Luftröhre knapp unterhalb des gebrochenen Ringknorpels erlitten hatte. Die restlichen 11 Verstorbenen hatten durchwegs schwere Brustkorbträumen erlitten und wurden schon vorher auf Grund anderer tödlicher Verletzungen erwähnt; keiner von ihnen wies einen Bronchusriß auf.

IV. Lungenbeteiligung

1. Verletzungen der Lunge

Es handelt sich hier in erster Linie um Kontusionen, um Anspießungen oder um Zerreißungen im Bereich der Lunge. Da dieses Problem schon im Rahmen unseres Obduktionsmaterials (s. S. 15) und bezüglich unserer Fälle im klinischen Material unter Hämatothorax (s. S. 61) behandelt wurde, erübrigt sich hier eine weitere Diskussion. Es soll zusammenfassend bemerkt werden, daß eine Verblutung aus einer Lungenverletzung allein durch stumpfe Gewalt äußerst selten ist, daß man aber doch damit rechnen muß, und daß dann die Indikationen zur Thorakotomie immer gegeben erscheinen. Bisher hat noch keine derartig schwere Lungenverletzung unsere Klinik lebend erreicht.

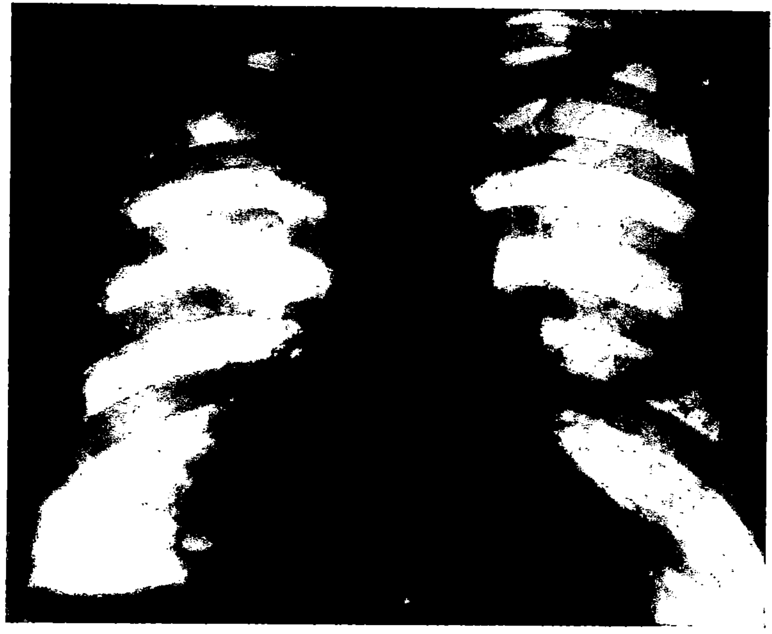

Abb. 49. Fraktur der 2. Rippe rechts und der 4. Rippe links. Pneumothorax rechts mit Erguß und Teilatelektase der zusammengeschrumpften Lunge. Atelektasestreifen links im Unterfeld

2. Pathologische Veränderungen an der Lunge

Auch hier kann die Beschränkung auf die Zusammenfassung unseres Verletztengutes und der bei den Patienten durchgeführten Therapie erfolgen.

a) *Lungenödem, Atelektase und posttraumatischer Lungenkollaps* (Abb. 49) wurden schon im Obduktionsteil behandelt. Ergänzend zu diesem Problem sei noch ein wichtiger historischer Überblick gestattet, da die entsprechenden Verhältnisse zumindest für die klinische Thoraxchirurgie seit langem bekannt sind und sich bis zu einem gewissen Grade auch auf die unfallchirurgische Fragestellung übertragen lassen. 1879 hat LICHTENHEIM experimentelle Arbeiten über das Atelektasenproblem veröffentlicht und 1910 W. PASTEUR seine klinischen Beobachtungen

Abb. 50. und 51. Posttraumatische Atelektase der gesamten linken Lunge
Abb. 50. Lungenfelder der linken Seite homogen getrübt. Die linke Thoraxseite verkleinert (bei Hämatothorax vergrößert). Der Mittelschatten nach links verlagert (bei Erguß würde er nach rechts verlagert sein). 3. und 4. Rippe links gebrochen. Eine Punktion verlief negativ

über den Lungenkollaps nach abdominellen Eingriffen mitgeteilt. Das Krankheitsbild fand dann zunehmendes Interesse, vor allem in Verbindung mit Diagnostik postoperativer Lungenkomplikationen. Vor der Zeit der Endotrachealnarkose sei es dabei in 70% aller postoperativen Lungenkomplikationen zur Atelektase gekommen. ZUKSCHWERDT und PICKEL weisen darauf hin, daß dieses Krankheitsbild auch heute noch viel zu oft verkannt wird und einfach unter der Diagnose Schock oder Kreislaufversagen nach stumpfem Trauma läuft. Im Röntgenbild fällt zunächst eine tiefe Schattendichte des atelektatischen Bezirkes auf, worauf besonders

FLEISCHNER aufmerksam macht (Abb. 50 u. 51). Diese Erscheinung ist dadurch erklärt, daß eine Exsudation in die Alveolen stattfindet und die Atelektase ist daher nicht nur als luftleeres Lungengebiet aufzufassen. NISSEN spricht von einem „umschriebenen Lungenödem" und JOHNSTON sehr plastisch von einer „drowned lung". Naturgemäß sind somit besonders günstige Voraussetzungen für die Entstehung einer Pneumonie mit ihren Komplikationen gegeben (H. MAJOR). Röntgenologisch findet sich im weiteren Verlauf vor allem eine Mediastinalverziehung und ein Zwerchfellhochstand. Dadurch entstehen, wie immer bei Mediastinalverschiebungen, lebensbedrohliche Zustandsbilder. Klinisch sind die Verletzten unruhig, sie klagen vor allem über Beklemmungsgefühle. Es besteht eine Dys- bzw. Tachypnoe mit einer Atemfrequenz von 40 bis

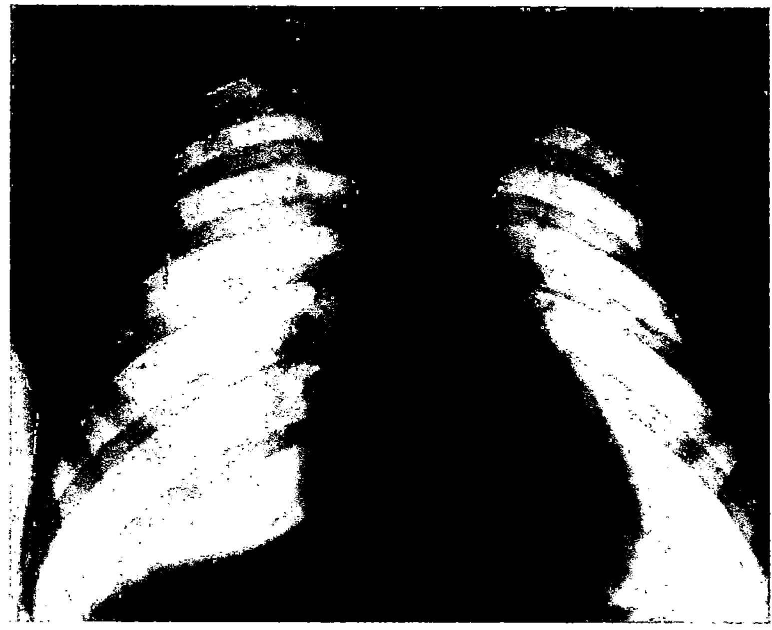

Abb. 51. Kontrollaufnahme zu Abb. 50 nach 12 Tagen: Praktisch normaler Befund. (Für die Überlassung dieses Falles danke ich dem Leiter der Röntgenabteilung des Allg. öffentl. Krankenhauses Zams, Herrn Dr. F. TSCHURTSCHENTHALER und dem Leiter der Unfallstation desselben Krankenhauses, Herrn Dr. F. PEZZEI)

60 pro min. Der Puls ist klein, flach und beschleunigt. Trotz starken Hustenreizes wird nur wenig zähes Sekret entleert. Dies ist dadurch zu erklären, daß die festsitzenden Schleimpfröpfe in den Bronchien zunächst nicht entleert werden können.

Differentialdiagnostisch muß vor allem an eine Kontusionspneumonie und an eine Verletzung der Lunge mit Hämatothorax gedacht werden (H. MAJOR, TRÜB, ZETTEL).

Wir müssen nun offen eingestehen, daß auf Grund der genannten differentialdiagnostischen Schwierigkeiten eine Atelektase oder ein posttraumatischer Lungenkollaps in vielen unserer Fälle nicht erkannt wurde. Es dürften jene sein, bei denen unter der Annahme eines Ergusses punktiert und kein Blut gefunden worden war. Auch muß auf die Schwierigkeit der Anfertigung technisch einwandfreier Röntgenaufnahmen bei Schwerverletzten hingewiesen werden. Darauf muß in Zukunft besonders geachtet werden. Allerdings ist hinzuzufügen, daß in so gelagerten Fällen stets die richtige Therapie durchgeführt wurde. Immer ist jeweils unter Sauerstoffgabe endotracheal abgesaugt und die Verstopfung der Bronchien in den meisten Fällen behoben worden (s. später unter Therapie).

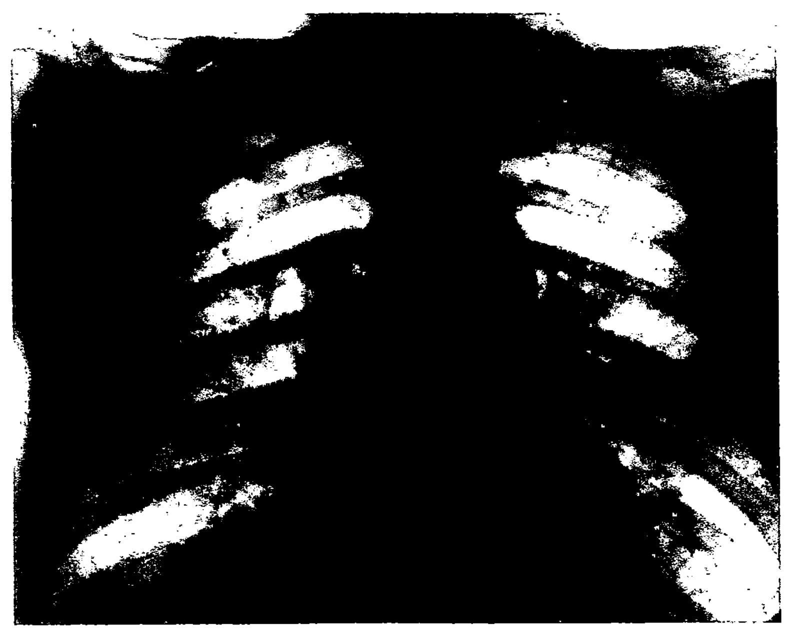

Abb. 52. Kontusionsblutung: Klein-fleckig, wolkige Trübung des rechten Unterfeldes. Rippenserienfraktur rechts

b) *Die posttraumatische Pneumonie, das Kontusionssyndrom* (Abb. 52): Da im Obduktionsteil dieses Problem schon besprochen wurde, sind nur Ergänzungen und einige Besonderheiten herauszuheben, die sich insbesondere auf unsere Verletzten beziehen. Auch wir neigen eher zu der Ansicht von LÖHR, daß eine posttraumatische Pneumonie nicht als Pneumonie aufgefaßt werden soll, sondern daß es sich um ein *Kontusionssyndrom* handelt, zumal es meist kurze Zeit oder sogar noch am Unfalltag auftritt. Bei unseren Fällen von echter Pneumonie kam es, da alle Verletzten bereits ein hohes Alter erreicht hatten (Durchschnittsalter: 73 Jahre), 10mal zu einem Exitus letalis, jedoch jeweils frühestens nach 3 bis 4 Tagen. Es fand sich dann immer der Befund einer schweren Pneumonie. Nur in 7 Fällen lagen Verletzungen an der Lunge vor. In 2 Fällen dürfte die Pneumonie eher primär cerebral bedingt gewesen sein, da es zu schweren Schädeltraumen gekommen war und die Patienten eine schwere Atemstörung aufwiesen. Bis auf einen Fall zeigten alle eine Fettembolie. Bei den Überlebenden konnten wir in 18 Fällen ebenfalls eine besonders schwere Pneumonie verifizieren, jedoch erfolgreich behandeln. Auch bei ihnen war es immer erst frühestens nach dem 3. bis 4. Tag zum Auftreten der Symptome gekommen. Andererseits können wir die Beobachtung von LÖHR aus eigener Erfahrung bestätigen, daß es bei einem großen Prozentsatz der Verletzten gleich nach dem stumpfen Trauma zu einem Temperaturanstieg und flüchtigen Symptomen von seiten der Lunge kommt. Dabei ist sowohl physikalisch als auch röntgenologisch kein sicherer Befund zu erheben, und nach einigen Tagen kommt es wieder zum völligen Verschwinden der Symptome. Auch wir hatten den Eindruck, daß diese Erscheinungen durch Antibiotica nicht zu beeinflussen sind. Allerdings sei bemerkt, daß wir trotzdem in derartig gelagerten Fällen Antibiotica prophylaktisch verabreichen.

c) *Bronchitis:* Zu einer stark vermehrten Sekretion aus dem Bronchialbaum ist es in einem Großteil unserer Fälle gekommen. In solchen Fällen ist es praktisch oft auch erfahrenen Internisten unmöglich, eine Pneumonie auszuschließen, doch läßt der weitere Verlauf doch meistens eine endgültige Diagnose zu. Besonders schwere und hartnäckige Bronchitiden, die ein Absaugen notwendig machten, fanden wir in 14 Fällen. Ob es sich immer um posttraumatisch bedingte Prozesse und nicht gelegentlich um Aspiration handelte, läßt sich jedoch nur schwer entscheiden. Sicher hat die Tatsache des hohen Durchschnittsalters sowie die erzwungene Bettruhe, in manchen Fällen auch die Unmöglichkeit, eine tiefe Durchatmung zu erzielen, eine Rolle gespielt.

d) *Therapie:* Für alle Patienten, die jenseits des 60. Lebensjahres stehen und bei denen starke Schmerzen keine ausgiebige Atmung erlauben, ist es besser, wenn man die obengenannten Komplikationen schon prophylaktisch bekämpft. Bei stumpfen Brustkorbtraumen ist es die Regel, daß in vielen Fällen anfänglich ein nicht bedrohlich erscheinendes Zustandsbild vorherrscht und daß die Schwere der Verletzung sowie die nachfolgenden Komplikationen dadurch anfänglich nicht richtig beurteilt werden. In der Hauptsache ist es die Verminderung des Sauerstoffdruckes in den Alveolen, die zu Komplikationen führt. Daher muß in erster Linie bei der Behandlung Thoraxverletzter die Sauerstoffzufuhr geregelt werden, sei es durch Sondentherapie oder durch eine Tracheotomie bei besonders schweren Fällen. Nur dadurch kann die alveoläre Sauerstoffkonzentration erhöht werden.

Allerdings muß bei der so wichtigen Sauerstofftherapie immer daran gedacht werden, daß durch die verminderte CO_2/-Anreicherung das Atemzentrum weniger angeregt wird. Daher sollte nur unter sorgfältigster Beobachtung die Sauerstoffzufuhr aufrechterhalten werden und es ist zweckmäßig, möglichst oft, sobald es der Zustand des Verletzten zuläßt, Pausen einzuschalten.

Die Schmerzausschaltung ist ein weiteres Problem. Sie kann sowohl medikamentös als auch durch andere Maßnahmen bewerkstelligt werden.

In vielen Fällen genügt die Verabreichung von Analgetica. Doch soll man weder Morphium noch Barbiturderivate verwenden, da das Hustenzentrum durch sie gehemmt wird. Bei schweren Fällen, besonders beim Vorliegen mehrfacher Rippenfrakturen (Serienrippenfrakturen, einseitig und beidseitig) kann zur Schmerzausschaltung eine lokale Intercostalnervenblockade mit Novocain vorgenommen werden. In manchen besonders schweren Fällen, z.B. bei Stückbrüchen, ist es notwendig, die Rippen, wenn es zur paradoxen Atmung kommt, zur Verhütung ernster Kreislaufkomplikationen durch Extension oder durch Osteosynthese zu fixieren. Methoden dafür wurden in letzter Zeit von zahlreichen Autoren empfohlen (U. MILANI, E. AVERY, J. R. HEAD, TH. R. HUDSON und R. J. BENNETT, A. CIRENEI, E. ALATI).

Neben der Sauerstoffzufuhr und der Schmerzausschaltung kommt der Reinigung des Bronchialraumes besondere Bedeutung zu. Bei leichten Fällen genügt die Selbstreinigung, die man durch Expektorantien und durch oft wiederholte Aufforderung zum Aushusten erreichen kann. Durch häufiges Seitwärtsdrehen wird zusätzlich eine gewisse Lagerungsdrainage erreicht. In vielen Fällen ist der Verletzte aber zu solchen Maßnahmen einfach nicht fähig. Hier muß abgesaugt werden, und zwar mit einem halbstarren, an der Spitze gekrümmten Katheter, der durch die Nase blind in die Trachea eingeführt wird. Manche Autoren empfehlen das Absaugen unter Sicht mit dem Bronchoskop unter örtlicher Betäubung. Letzteres Verfahren haben wir selbst praktisch nie durchgeführt. Erfahrungsgemäß genügt selbst beim Vorliegen eines posttraumatischen Lungenkollapses und beim drohenden Lungenödem das Absaugen. Nach H. MAJOR bevorzugen manche Autoren die Pneumothoraxbehandlung in der Therapie des massiven Lungenkollapses (ZUKSCHWERDT, WILSON, SALEM, LEZIUS, HENSCHEN u.a.). Sie sehen das Hauptgefahrenmoment in der Mediastinalverziehung, die nur durch einen Pneumothorax entscheidend beeinflußt werden kann. Erst die Lösung der Lunge von der Brustwand ermöglicht ein hiluswärts gerichtetes Zurückziehen. Infolge des Druckausgleiches im Bronchialsystem entfällt der Sog auf ein verschließendes Hindernis und Schleimpfröpfe können dann leichter abgehustet werden. Dieser Therapie liegt die sicher richtige Auffassung zugrunde, daß der posttraumatische Lungenkollaps das Spiegelbild des Spannungspneumothorax darstellt, da ein stark erhöhter negativer Druck in der Pleurahöhle vorherrscht (C. FONTANA und LACHMUND). H. MAJOR weist aber darauf hin, daß die von den genannten Autoren geübte Pneumothoraxbehandlung noch vor der Einführung der Endotrachealnarkose empfohlen wurde, also noch zu einem Zeitpunkt, als die endoskopische Absaugung und Bronchialtoilette noch nicht allgemein bekannt war. Bei unseren Fällen ist jedenfalls aus einem solchen Grund nie ein Pneumothorax angelegt worden.

Falls man durch Absaugen die Verschleimung des Bronchialraumes nicht beheben kann, wenn außerdem Bewußtlosigkeit des Verletzten besteht oder man bereits Grund hat, ein Lungenödem anzunehmen, ist die Tracheotomie notwendig. Allerdings muß man unbedingt rechtzeitig einschreiten und darf nicht bis zum letzten Moment zuwarten. Die Tracheotomie ermöglicht häufiges, technisch leichtes sowie schonendes Absaugen, so daß man es geübtem Pflegepersonal überantworten kann. Dazu ein Beispiel aus unserem Verletztengut (3095/59):

Ein 48jähriger Mann war als Motorradfahrer bei einem Zusammenstoß verletzt worden. Bei der Einlieferung wurde ein geringer Hämatothorax rechts und ein beträchtlicher Schockzustand festgestellt. Nach Schockbekämpfung und vorübergehendem Wohlbefinden kam es plötzlich wieder zur Atemnot. Die Röntgenaufnahme zeigte die ganze rechte Thoraxseite von Erguß erfüllt. Eine Punktion ergab aber nichts. Durch den dabei entstehenden Zeitverlust wurde erst im schlechten Allgemeinzustand, man kann fast sagen, schon am moribunden Patienten, eine Tracheotomie angelegt. Der Verletzte ist kurz darnach verstorben. Es fanden sich nun neben einem geringen Hämatothorax bei der Obduktion auch noch eine vollkommene Atelektase der rechten Lunge sowie ein Lungenödem. Wenn man die Tracheotomie früher vorgenommen und den Erguß später abpunktiert hätte, wäre der an und für sich gesunde Mann zu retten gewesen.

Der Vollständigkeit halber sei noch daran erinnert, daß auch beim schweren Mediastinalemphysem die Tracheotomie gute Dienste leistet (s. S. 74).

Abschließend und zusammenfassend ist zur Therapie der obengenannten Lungenveränderungen zu sagen, daß vor allem die einzelnen therapeutischen Maßnahmen rechtzeitig, daß heißt bei vielen Fällen prophylaktisch einsetzen müssen. Schmerzbekämpfung und Reinigung des Bronchialraumes sind die Hauptaufgaben in der Behandlung derartiger Verletzungen. Dabei stehen uns verschiedene Möglichkeiten zur Verfügung, die je nach Schwere des vorliegenden Befundes etappenweise angewandt werden können (Selbstreinigung, Bronchialtoilette, Absaugen, Tracheotomie). Die endonasale Sauerstoffzufuhr ist in allen Fällen äußerst wichtig. Selbstverständlich muß in dringenden Fällen zuerst ein eventuell vorliegender Spannungspneumothorax oder ein ausgedehnter Hämatothorax entlastet werden (s. dort). Die Hauptsorge gilt immer der geschädigten Lunge, der die so wichtige Ausdehnung ermöglicht werden muß. Die Voraussetzung für alle weiteren Handlungen ist jedenfalls, daß eine genügende Sauerstoffversorgung gewährleistet bleiben muß, daß ein Schockzustand nie zu tief werden darf und die endgültige Therapie bei einigermaßen geregelten Kreislaufverhältnissen durchgeführt werden kann.

V. Herzbeteiligung

1. Verletzungen des Herzens

In unserem Verletztengut fanden sich 8 Verletzungen des Herzens. Dies entspricht einem Prozentsatz von 1,73% bezogen auf das Gesamtmaterial. Einige der hierher gehörenden Patienten wurden schon besprochen.

a) *Herzstich:* — 1 Fall (1498/56) wurde schon beim offenen Pneumothorax erwähnt. Trotz sofortiger Thorakotomie, massiven Bluttransfusionen, Herznaht und Herzmassage ist der Verletzte etwa 6 Std. nach der Einlieferung und 2 Std. nach der Operation ad exitum gekommen. Bei der Obduktion fand sich eine Verblutung in den Thorax (1700 cm³ Blut) und Herzbeutel nach undicht gewordener Naht.

b) *Herzruptur:* Hier fand sich ebenfalls nur ein Fall (3486/58). Der 63-jährige Mann war in praktisch hoffnungslos moribundem Zustand in unsere Klinik eingeliefert worden und 15 min später verstorben. Es fand sich eine Ruptur der rechten Herzkammer. Daneben bestanden noch Rippenserienfrakturen beiderseits und Lungenquetschungen. In beiden Brusthöhlen fand sich insgesamt 1 l Blut.

c) *Perikardverletzungen:* Dieser Befund ließ sich in unserem Krankengut 2mal erheben. In einem Fall lagen bei einer 60-jährigen Verletzten (2410/59), die in Suicidabsicht aus dem 1. Stock gesprungen war, noch weitere schwere Verletzungen vor, die allein den Tod in kurzer Zeit zur Folge gehabt hätten. Bei der Obduktion fand sich eine Zerreißung des Herzbeutels, und zwar so ausgedehnt, daß das Herz in die Pleurahöhle ragte. Weiter wurde eine massive Fettembolie in der Lunge festgestellt. Der zweite Fall konnte geheilt werden, er ist schon vorher bei der Besprechung des offenen Pneumothorax erwähnt worden (2607/59) (Verletzung durch einen Ast bei der Holzarbeit, breite Eröffnung des Abdomens am Oberbauch, Eröffnung des Magens, des Zwerchfelles und Zerreißung des Herzbeutels).

d) *Contusio cordis:* Dieser Befund wurde in 3 Fällen erst bei der Obduktion gestellt, der Tod erfolgte jeweils bereits am Einlieferungstag. In 2 Fällen lagen Aortenrupturen vor, im 3. wurden ausgedehnte Zerreißungen im Bereich der Leber und der Bauchspeicheldrüse sowie ein Abriß der linken Nierenarterie und Rippenserienfrakturen vorgefunden.

e) *Commotio cordis:* Dieser Befund wurde vom Gerichtsmediziner unter unseren Fällen einmal erhoben. Es handelt sich um einen 53-jährigen Mann (848/59), der auf seinem Fahrrad von einem Lastkraftwagen angefahren wurde. Auch dieser Fall wurde schon ausführlich beschrieben (s. Obduktionsteil, S. 27, Prot. Nr. 77/59) und dabei die Pathogenese der Herzverletzungen erörtert. Es sei an dieser Stelle deshalb nur ergänzend kurz auf die Commotio cordis eingegangen. Das so bezeichnete Zustandsbild soll, analog der Commotio cerebri, kein pathologisch-anatomisches Substrat bieten. Seit der Zunahme der Motorisierung und der durch sie hervorgerufenen Unfälle ist das Augenmerk des Chirurgen besonders auf traumatische Schäden im Bereiche des Herzens gerichtet. Allerdings sind sowohl die Genese als auch der Begriff der Commotio bzw. Contusio cordis noch immer nicht ganz geklärt. So beschäftigen sich namhafte Autoren noch immer mit der Frage, vor allem ob sich die beiden Begriffe für das Herz überhaupt klinisch unterscheiden lassen. Diese Frage ist in therapeutischer Hinsicht sehr entscheidend. E. DERRA, W. KAULBACH, GERINGER, R. NISSEN, L. F. PARMLEY und W. C. MANION und T. W. MATTINGLY u. a. weisen vor allem auch auf die Schwierigkeiten hin, die sich dann ergeben, wenn ein schon vorher erkranktes Herz vorgelegen hat. Es ist im allgemeinen überhaupt schwer zu entscheiden, inwieweit ein Trauma für die Entstehung oder Verschlechterung von pathologischen Herzbefunden beeinflussend war. Darum meint z.B. GERINGER, daß der Begriff Commotio cordis noch immer umstritten ist. W. WEBER gibt andererseits offen zu, daß in der Klinik Herzverletzungen durch stumpfe Gewalt häufig übersehen werden, weil ihre primären Symptome durch Nebenverletzungen maskiert sind oder denen des traumatischen Schockes, der dem Chirurgen geläufiger ist, ähneln. So stellte er erst retrospektiv bei der Durchsicht von Sektionsprotokollen eine Reihe unerkannter Herzverletzungen fest.

Die rein mechanische Theorie, daß ein Herzschaden durch das Trauma direkt entstehen kann, hat kaum noch Anhänger. Manche Autoren fassen das Entstehen der Commotio cordis als Reflex auf. Von der Körperoberfläche oder den visceralen Rezeptoren sollen Reize ausgehen, die mit besonderer Betonung des Vagus über das Zentralnervensystem verlaufen und entsprechende Effekte im Sinne eines Schockes auslösen. Als Beispiel denkt man an den Goltz'schen Klopfversuch. Andere Autoren sprechen von einer Beteiligung des Coronargefäßsystems mit akuter Entwicklung von angiospastischen Krisen desselben. SCHLOMKA, der zu diesen Problemen eine umfassende Monographie verfaßt hat, kommt zu dem Schluß, daß es sich dabei primär um Störungen rein funktioneller Art handle, die nicht reflektorisch schockartig zustande kommen, sondern die eine Auswirkung der direkten Gewalteinwirkung auf das Herz sind. A. MEGUSCHER meint sogar, daß Thrombosen, die in unverletzten Coronargefäßen gefunden werden, auf Spasmen zu beziehen sind.

α) *Diagnostik:* W. KAULBACH stellt die Commotio der Contusio cordis gegenüber und meint, daß die Commotio zuerst stürmische Erscheinungen zeigt und dann abklingt. Die Contusio zeige hingegen zuerst keine Erscheinungen und bilde erst allmählich Symptome aus, die, wenn überhaupt, nur langsam zurückgehen. Es finde sich auch eine Diskrepanz zwischen dem Elektrokardiogramm sowie dem Herz- und Kreislaufbefund. E. DERRA schildert im Handbuch der Thoraxchirurgie das klinische Bild der Commotio cordis sehr anschaulich: der Betroffene stürzt wie leblos zusammen, er ist zunächst bewußtlos, sein Puls ist klein, oft kaum fühlbar, verlangsamt und arrhythmisch. Die Atmung wird oberflächlich und unregelmäßig. Viele Patienten erholen sich rasch, bei anderen dauert der Zustand länger und einzelne kommen nicht wieder zum Bewußtsein und gehen fast unmittelbar nach dem Stoß zugrunde. Das klinische Bild kann sehr mannigfaltig sein. Es können vor allem auch typische, sich wiederholende Adams-Stockes'sche Anfälle vorkommen, wahrscheinlich durch die Gehirnanämie verursacht. Beim Elektrokardiogramm finden sich über kürzere oder längere Zeit alle bekannten Abwandlungen der Stromkurve. Im Röntgenbild kann eine akute Dilatation des Herzens zu sehen sein, allerdings wird sie leider in den seltensten Fällen überhaupt erfaßt. Weiter kann es auch zu einer auffallenden Überfüllung der Halsvenen kommen.

β) *Therapie:* In erster Linie muß das Herz durch absolute Bettruhe, oft bis zu mehreren Wochen, ruhiggestellt werden. Falls der Verletzte unruhig ist, sind Sedativa nicht zu umgehen. Infusionen und Bluttransfusionen sind möglichst, wegen der Überlastung des schon geschädigten Herzens, zu unterlassen, falls man nicht durch andere Verletzungen mit stärkeren Blutverlusten dazu gezwungen wird. Jedenfalls muß damit sehr vorsichtig dosierend vorgegangen werden. Keinesfalls darf man, zumindest am Anfang, Strophantin oder Digitoxin geben, da eine hohe Flimmerbereitschaft besteht. In letzter Zeit wurden bei erheblichen Tachykardien vorsichtige Serpasilgaben empfohlen, erst nach Versagen dieses Präparates ist Prostigmin anzuwenden. Bei länger dauernden Zuständen mit stärkeren Tachykardien kommt im weiteren Verlauf eine Chininmedikation in Betracht. Von allem Anfang aber soll Sauerstoff gegeben werden. H. W. HALE jun. und J. W. MARTIN bemerken noch zusätzlich, daß wegen der Blutungsgefahr auch keine Antikoagulantien gegeben werden dürfen. Wie bereits aus den Ausführungen der genannten Autoren hervorgeht, ist die klinische Erfassung der Commotio cordis äußerst schwierig. In der Praxis dürfte es unserer Meinung nach, wie bei der Commotio cerebri, im einzelnen Fall praktisch unmöglich sein, festzustellen, ob nun tatsächlich nur eine Commotio cordis ohne jedes pathologisch-anatomische Substrat vorliegt, oder ob nicht doch zumindest kleine Quetschungsherde, subendo-cardiale Blutungen und ähnliches vorliegen. Wir sind der Meinung, daß man bei jedem stumpfen Brustkorbtrauma so bald als irgend möglich ein Elektrokardiogramm anfertigen soll und daß man dieses nach Möglichkeit auch öfters wiederholt. Eine Röntgenuntersuchung, möglichst eine Durchleuchtung, ist ja bei einem stumpfen Brustkorbtrauma selbstverständlich. Dabei ist auch besonders auf die Herzkonfiguration zu achten. R. ENIG und RUD weisen darauf hin, daß sich bei 11 Verletzten mit stumpfen Brustkorbtraumen deutliche Veränderungen im Elektrokardiogramm fanden. Diese bestanden charakteristischerweise immer in einer Verminderung der T-Zacke. Bei Nachuntersuchungen nach 4 bis 7 Jahren konnten sie nur bei einem Fall noch eine organische Herzveränderung feststellen. Die meisten ihrer Patienten aber hatten subjektive Beschwerden ohne objektiven Befund. Auf letztere Tatsache sei besonders hingewiesen, da dies bei vielen unserer Nachuntersuchungsfälle ebenfalls gesehen wurde. Vom Standpunkt des Gutachters aus ist es besonders wichtig, wenn möglichst bald nach dem Unfall ein Elektrokardiogramm angefertigt wurde. E. BEELER, der an 100 Verletzten aus dem Verletztengut der Schweizer Unfallversicherungsanstalt Untersuchungen vornahm, konnte von 78 Fällen, die elektrokardiographisch erfaßt worden waren, folgendes feststellen: 33 Patienten hatten Myokardschäden, 21 Myokardinfarkte, 14 Reizbildungsstörungen, 5 Coronarinsuffizienzen und 5 normale Elektrokardiogramme. Da objektive Untersuchungen aus der Zeit des Unfalles meist fehlten, war für ihn rein versicherungstechnisch eine Entscheidung sehr schwierig, wenn nicht praktisch unmöglich, ob es sich dabei wirklich um posttraumatisch aufgetretene Schäden handelte.

γ) *Auswertung unserer Elektrokardiogramm-Befunde:* Am Ende der Berichtszeit hatten wir begonnen, bei Verdacht auf Traumatisierung des Herzens Elektrokardiogramm-Befunde anzufertigen. Es liegen insgesamt 23 EKG-Befunde vor, die kurz nach dem Unfall erhoben wurden. Von diesen 23 Verletzten konnten wir leider nur 10 nachuntersuchen. Von den restlichen 13 haben zumindest 8 einen Fragebogen beantwortet.

Einzelne der Befunde erscheinen aufschlußreich. Ein 63-jähriger Landwirt war
bei der Arbeit schwer gestürzt und hatte Rippenserienfrakturen links erlitten, kurze
Zeit später entwickelte sich ein Hautemphysem (795/60). Das Elektrokardiogramm,
kurz nach dem Unfall gemacht, ergab eine normale Stromkurve. Bei der Nachuntersuchung zeigte sich 2 Jahre später ein Linksschenkelblock. Im Röntgen war außer
einer geringen Verlötung des linken Sinus kein auffallender Befund zu erheben, vor
allem nicht am Herzen. Subjektiv gab der Patient ziemlich starke Beschwerden an.
Da zwischen Unfallereignis und Nachuntersuchung beträchtliche Zeit vergangen ist,
läßt sich überaus schwer feststellen, ob der pathologische Herzbefund eine Folge des
Unfalles ist oder ob er auch ohne Unfall aufgetreten wäre.

Der nächste Fall — ein 52-jähriger Landwirt (4082/60) — war bei der Arbeit
vom Heustock gestürzt. Er wurde mit Rippenserienfrakturen, einem Pneumothorax
und Hautemphysem eingeliefert. Sowohl das primäre als auch das Nachuntersuchungs-Elektrokardiogramm sind als normal zu bezeichnen. Die Röntgenuntersuchung läßt auch keinen pathologischen Befund erheben. Subjektiv gibt der Patient
jedoch ebenfalls starke Beschwerden an; er bezieht eine Rente von 20%.

Der dritte Fall — ein 56-jähriger Landwirt (3996/60) — der mit seinem Motorrad
gegen einen Personenkraftwagen gefahren war, wurde mit Rippenserienfrakturen,
Hautemphysem, Hämatothorax und einem mittelschweren Schock in unsere Klinik
eingeliefert. Das Elektrokardiogramm 5 Tage nach dem Unfall ergab eine Herzmuskelfunktionsstörung. Bei der Nachuntersuchung war das EKG normal. Obwohl
hier objektiv eine Besserung des Befundes eingetreten ist, gibt er noch immer ziemlich starke Atembeschwerden und brennende Schmerzen in der linken Brustkorbseite an.

Fall 4 betrifft einen 61-jährigen Lagerarbeiter (1787/60), der bei der Arbeit von
einer Verladerampe abgestürzt war und mit Rippenserienfrakturen, Hautemphysem
sowie einem Pneumothorax in unsere Klinik gebracht wurde. Das Elektrokardiogramm ergab Herzmuskelfunktionsstörung, P-pulmonale. Das Nachuntersuchungs-
EKG ergibt ein angedeutetes P-dextra cardiale. Hier scheint neuerlich eher eine
Besserung eingetreten zu sein. Der Patient gab auch nur ganz geringe Beschwerden
an, die sich allerdings auf Asthmaanfälle bezogen, welche schon vor dem Unfall bestanden hatten.

Fall 5: Ein 24-jähriger Tischler (1796/60) war bei einem Zusammenstoß zwischen
zwei Personenkraftwagen verletzt worden und kam mit einem ausgedehnten Hämatopneumothorax links und Rippenserienfrakturen in einem ziemlich schweren Schockzustand in unsere Klinik. Im Elektrokardiogramm, gleich nach dem Unfall angefertigt, fand sich eine Herzmuskelfunktionsstörung. Das Nachuntersuchungs-EKG
ist normal geworden. Der linke Sinus ist hinten etwas obliteriert. Subjektiv gibt er
nur ganz geringe Beschwerden an. Er übt seinen Beruf als Tischler weiter aus und
kann auch wieder Skifahren gehen. Hier dürfte sicherlich ein Herzschaden vorgelegen
haben, der sich nun innerhalb von etwa 2 Jahren entscheidend gebessert hat.

Fall 6: Ein 44-jähriger Angestellter war mit seinem Personenkraftwagen in einen
Graben gefahren und zeigte bei der Einlieferung einen Spannungspneumothorax
(662/60). Die elektrokardiographische Untersuchung ergab nach dem Unfall ein
Rechtsherz mit Herzmuskelfunktionsstörung, im Nachuntersuchungsbefund fand
sich nur eine ganz geringe Herzmuskelfunktionsstörung. Im Röntgen ist der rechte
Sinus nicht ganz entfaltbar. Subjektiv hat der Patient überhaupt keine Beschwerden.

Fall 7: Eine 23-jährige Frau (2437/60) wurde bei einem Zusammenstoß als Insassin eines Personenkraftwagens verletzt. Sie zeigte bei der Einlieferung eine leichte
Commotio cerebri, eine Thoraxkontusion und eine Schulterkontusion. Das Elektrokardiogramm war normal, die Patientin wurde bereits nach 3 Tagen entlassen, da
es zu keinen Komplikationen gekommen war. Das Nachuntersuchungs-EKG sowie
die Röntgendurchleuchtung und -aufnahme des Brustkorbes wiesen auf kein patho-
logisches Geschehen hin. Subjektiv gibt die Patientin aber starke Beschwerden an.
Sie glaubt, daß es seit dem Unfall zu Störungen der Atemorgane oder des Herzens
gekommen sei. Seit dem Unfall habe sie ihre berufliche Tätigkeit ändern müssen und
hat eine Abfindung nach diesem entschädigungspflichtigen Ereignis bekommen.

Dieser Fall ist ein Schulbeispiel dafür, daß sowohl primär als auch sekundär objektiv wirklich kein pathologischer Befund erhoben werden kann und dabei doch subjektiv starke Beschwerden entstehen können.

Fall 8: Eine 50jährige Frau (2788/60) war daheim gestürzt und hatte eine Rippenfraktur rechts sowie einen Erguß erlitten. Ihr Elektrokardiogramm ergab das Vorliegen einer Herzmuskelfunktionsstörung, entsprechend der Anamnese, daß sie immer herzleidend sei. Das Nachuntersuchungs-EKG zeigte den gleichen Befund. Subjektiv hat sie stärkere Beschwerden und glaubt, daß sich ihr Herzleiden seit dem Unfall entschieden verschlechtert hat. Im Röntgen ist das Herz gering linksverbreitert, es besteht allerdings auf Grund einer Struma eine Tracheaeinengung auf die Hälfte. Bei diesem Fall erhebt sich die Frage, ob ein an und für sich schon geschädigtes Herz durch den Unfall noch mehr geschädigt werden kann, was für den angeführten Fall wohl unwahrscheinlich, grundsätzlich aber wohl kaum zu bestreiten ist.

Fall 9: Eine 49jährige Frau wurde als Radfahrerin von einem Omnibus niedergestoßen (1534/60). Sie hatte neben einem Schädelbasisbruch auch eine Brustkorbkontusion erlitten. Rippenfrakturen wurden nicht mit Sicherheit festgestellt. Im Elektrokardiogramm fand sich eine Herzmuskelfunktionsstörung. Das Nachuntersuchungs-Elektrokardiogramm sowie die Röntgenuntersuchung des Brustkorbes ergaben keinen pathologischen Befund mehr. Subjektiv gibt sie noch Beklemmungsgefühl bei Anstrengungen an. Seit dem Unfall habe sie auch ihren Beruf als Köchin ändern müssen.

Fall 10 betrifft einen 59jährigen Mann, der als Landwirt bei der Arbeit von der Leiter gestürzt war (2094/60). Er wurde mit einer Thoraxkontusion in unsere Klinik eingeliefert. Da es dann zu einer Emphysembronchitis mit geringer Hämoptoe kam, wurde der Patient an die Medizinische Klinik tranferiert. Das Elektrokardiogramm nach dem Unfall war normal. Die Thoraxdurchleuchtung ergab beide Sinus frei, die Lungenfelder rein und vermehrt hell, die Hiluszeichnung auf beiden Seiten vermehrt verstärkt; das Herz nicht vergrößert, der Pulmonalisbogen springt leicht hervor (Emphysemherz). Hier hat jedenfalls schon vor dem Unfall ein stärkeres Emphysem bestanden.

8 weitere Verletzte haben zumindest einen Fragebogen ausgefüllt und eingeschickt; nur 2 gaben keine Beschwerden an. Bei dem einen war das primäre Elektrokardiogramm normal, bei dem anderen bestand auffallenderweise bei der ersten Untersuchung eine coronare Durchblutungsstörung. Ein weiterer Patient hatte schon vor dem Unfall Herzbeschwerden und er war auch deswegen in Behandlung. Auffallend ist wieder, daß in 4 von den 8 Fällen dieser Gruppe das primäre Elektrokardiogramm normal war und daß bei der Nachuntersuchung starke Beschwerden angegeben wurden.

Zu diesen EKG-Befunden ist selbstverständlich zu bemerken, daß wir nicht der Meinung sind, daß es sich in allen Fällen um eine Commotio oder Contusio cordis gehandelt hat. Ganz im Gegenteil wird aus ihnen die Problematik für viele Fälle angeblicher oder tatsächlicher posttraumatischer Herzschäden erhellt. Es besteht vor allem, wie schon mehrere Autoren betonten, eine auffallend häufige Diskrepanz zwischen objektivem und subjektivem Befund und bei vielen Fällen kann für die starken subjektiven Beschwerden objektiv keine Erklärung gefunden werden. Wir haben zwar bei unserer Nachuntersuchung der Verletzten immer wieder darauf hingewiesen, daß alle Antworten vertraulich behandelt und keineswegs irgendeiner anderen Stelle zur Verfügung gestellt würden, doch scheint das wenig genützt und manchmal sogar das Mißtrauen nur geweckt zu haben. Trotzdem erschien uns die Vertrauensfrage wichtig, weil es sich in den meisten Fällen um entschädigungspflichtige Unfälle handelte. So waren von den ersten der 10 obengenannten EKG-Befunden 4 Fälle nach Arbeitsunfällen, einer nach Unfall im Haus und die übrigen nach Verkehrsunfällen entstanden. Dies dürfte zumindest bei Fall 7 erwähnenswert sein und eine Rolle spielen, weil die Diskrepanz zwischen objektivem und subjektivem Befund besonders auffallend ist.

Wir glauben demnach, daß man keine allgemein gültigen Regeln bei der Beurteilung eines Herzschadens als Unfallfolge aufstellen kann, sondern daß man von Fall zu Fall entscheiden muß. Das EKG ist dazu die einzige reale Grundlage und soll deshalb bei stumpfen Brustkorbverletzungen prinzipiell so bald wie möglich nach der Einlieferung vorgenommen werden.

2. Sekundärer Herzschaden

Darunter sind jene Schädigungen des Herzens zu verstehen, die nicht direkt durch ein Trauma hervorgerufen wurden, sondern die auf Grund der pathologisch veränderten Verhältnisse im Brustraum entstehen. In der Mehrzahl sind es Überlastungsschäden. Auf diese Möglichkeit wurde schon bei den einzelnen Kapiteln, vor allem bei der Blutung und bei den verschiedenen Pneumothoraxformen sowie bei der Besprechung des Mediastinalemphysems hingewiesen. Als Ursache kommen vor allem die Verdrängungen, die Zerrung sowie die Kompression im Bereich des Mediastinums in Frage, weiterhin die oft akute Behinderung des kleinen Kreislaufes und die Verminderung der Sauerstoffkonzentration, die sich besonders auf die Funktion der Coronargefäße auswirkt. Die Behandlung dieser sogenannten sekundären Herzschäden erfolgt primär meist schon durch die Behebung der Ursache der pathologisch-physiologisch veränderten Verhältnisse im Brustkorb nach einem stumpfen Trauma. Sekundär muß selbstverständlich in den kritischen Fällen das Herz als solches noch durch entsprechende Medikation unterstützt werden.

VI. Zwerchfellverletzungen

Unter unseren 462 klinischen Fällen konnten wir diesen Befund nur zweimal feststellen. Beide Fälle wurden schon erwähnt und seien hier nur der Vollständigkeit wegen resümiert: ein 53jähriger Mann (848/59), als Fahrradfahrer von einem Lastkraftwagen angefahren, wurde kurz darnach in einem schweren Schockzustand in unsere Klinik gebracht. Es bestand der Verdacht auf eine intraabdominelle Verletzung, weshalb eine Laparotomie vorgenommen wurde. Dabei wurde ein linksseitiger Zwerchfellriß nicht erkannt. Der Verletzte ist am nächsten Tag gestorben (s. S. 27, Prot. Nr. 77/59). Dieser Verletzte ist auch unter Commotio cordis vermerkt.

Die zweite Zwerchfellverletzung war eine offene. Sie betraf den schon mehrfach erwähnten 52jährigen Landwirt, der sich bei der Holzarbeit eine breite Eröffnung des Abdomens mit einem Zwerchfellriß zugezogen hatte (2607/59) (s. auch unter offenem Pneumothorax).

Da die Zwerchfellverletzung und ihre Folgen schon im ersten Teil abgehandelt wurden (s. S. 25), erübrigt sich eine weitere Besprechung.

7*

VII. Verletzungen des Abdomens als Komplikation

Bei stumpfer Gewalteinwirkung besonders gegen die untere Brustkorbapertur wird bekanntlich nicht allzu selten der Oberbauch in Mitleidenschaft gezogen. Wenn die Gewalteinwirkung mehr am Rücken erfolgt, kommt es in einem nicht unbeträchtlich hohen Prozentsatz zu Verletzungen im Bereiche der Niere.

In der Abb. 53 wurden unsere hierher gehörenden Verletzungen, durch stumpfe Gewalt im Bereich des Abdomens entstanden, näher aufgeschlüsselt. Bereits in der Abb. 33 hatte sich zeigen lassen, daß es im Rahmen der Nebenverletzungen immerhin 19% abdominelle gibt, auf die Gesamtzahl unserer 462 Fälle bezogen, entspricht dies einem Prozentsatz von 14,05%.

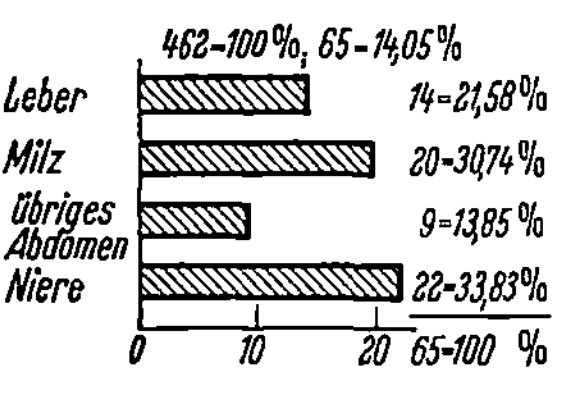

Abb. 53. Verletzungen des Abdomens

Die weitere Aufschlüsselung in der Abb. 53 ergibt nun, daß wir in 21,58% Verdachtsmomente auf Verletzungen der Leber, in 13,85% Verletzungen sonst im Abdomen und in 33,83% Verletzungen der Niere anzunehmen hatten. Dazu ist noch zu bemerken, daß sich selbstverständlich nicht alle der unter den einzelnen Organverletzungen eingetragenen Fälle tatsächlich dann als z. B. Leberrupturen herausgestellt haben, sondern daß nur Symptome vorhanden waren, die es gerechtfertigt erscheinen ließen, an eine derartige Verletzung zu denken. Die weitere Klärung erfolgte erst durch operative Eingriffe oder nach vorsichtiger Beobachtung.

1. Laparotomie

In 9 Fällen war der Verdacht so erheblich, daß eine Laparotomie vorgenommen werden mußte. 3 Fälle zeigten keine direkte intraabdominelle Verletzung, es fanden sich aber retroperitoneale Hämatome, deren Abgrenzung gegenüber intraabdominellen Verletzungen bekanntlich in vielen Fällen große Schwierigkeiten macht.

In 2 Fällen konnte bei der Laparotomie eine *Milzruptur* festgestellt werden und die Milz wurde entfernt. Beide Verletzten konnten trotz ihrer multiplen, kombinierten Verletzungen in gutem Zustand aus dem Krankenhaus entlassen werden. Der eine Fall betraf einen 15-jährigen Buben (2443/59), der wegen eines mit Absaugen nicht zu beherrschenden Spannungspneumothorax thorakotomiert wurde und bei dem darnach auch noch eine Milzruptur gefunden wurde (s. unter Spannungspneumothorax). Im zweiten Fall handelt es sich um einen 31-jährigen Mann (2787/56), den wir jedoch leider nicht nachuntersuchen konnten, da er 1958 (zwei Jahre nach der Verletzung) an einer Poliomyelitis verstorben war.

Leber: Bei der Laparotomie konnte in 4 Fällen eine Leberverletzung festgestellt werden. 2 davon starben. Der erst Fall betraf einen 39-jährigen Mann (257/58), der mit seinem Moped gegen eine Bahnschranke gefahren war. Er wurde bewußtlos und schwerst schockiert moribund eingeliefert. Trotzdem mußten wir uns zur Laparotomie entschließen; er ist jedoch kurz nachher ad exitum gekommen. Bei der Obduktion zeigte sich ein Abriß des linken Leberlappens, eine Zerreißung der Bauchspeicheldrüse, ein Abriß der linken Nierenarterie und -vene, eine Rippenserienfraktur, eine Contusio cordis und mehrfache Quetschungen der Lunge. Im zweiten Fall handelte es sich um einen 58-jährigen Mann, der von einem Auto überfahren worden war (3431/55). Bei der Laparotomie fand sich eine oberflächliche Leberruptur, die nur eine Tamponade erforderte, und eine Nierenruptur. Der Verletzte ist am nächsten Tag unter den Zeichen akuten Kreislaufversagens ad exitum gekommen. Die Obduktion ergab das Vorliegen einer massiven tödlichen Fettembolie. Es lagen weiter noch Rippenserienbrüche, Brüche der Lendenwirbel-Querfortsätze und ein Beckenbruch vor. Im Abdomen war kein freies Blut mehr zu finden.

Unsere Dauerergebnisse nach chirurgisch versorgten Leberrupturen wurden von H. STEINER in einer Zusammenstellung, die die Jahre 1950—1960 umfaßt, berichtet. Sie sind bei korrekter Versorgung auch nach schweren Verletzungen erstaunlich gut.

2. Intraabdominelle Verletzungen, die erst bei der Obduktion festgestellt wurden

Bei insgesamt 6 Fällen ließ sich ein Befund erst postmortal erheben.

Fall 1: Ein 2-jähriges Kind wurde von einem Personenkraftwagen niedergestoßen (2242/57) und tief bewußtlos in die Klinik eingeliefert. Da eine schwere Hirnkontusion vorlag, konnte die Differentialdiagnose nicht gestellt werden (s. S. 52). Neben der Rippenserienfraktur und einer Blutung im Brustraum fand sich auch eine Milzruptur, die 250 cm³ Blut im Bauchraum zur Folge hatte.

Fall 2 betrifft einen 36-jährigen Mann, der mit einem Personenkraftwagen gegen einen Lastkraftwagen gefahren war. Auch dieser Fall wurde bei den Aortenverletzungen schon erwähnt (2656/59). Er hat 4 Tage überlebt; neben der Aortenruptur fand sich auch eine oberflächliche Milzruptur. Eine Laparotomie hätte sicherlich sein Leben nicht retten können.

Fall 3: Ein 52-jähriger Mann war mit seinem Moped in einen Lastkraftwagen gefahren und kam mit Rippenserienbrüchen, einem Hautemphysem und einem Oberarmbruch in schwerem Schockzustand in unsere Klinik (2910/59). Er überlebte knapp 12 Std. Es fanden sich neben anderen schweren intrathorakalen Verletzungen 250 cm³ Blut im Bauch nach einer kleinen Milzruptur. Da der Patient in der Hauptsache durch den Schock und durch den Blutverlust zugrunde gegangen ist, dürfte die Milzruptur zumindest teilweise mitschuldig am Tod des Patienten gewesen sein.

Fall 4 betraf einen 23-jährigen Mann, der mit seinem Motorrad verunglückte und mit mehrfachen Frakturen, einer Pfählungsverletzung am Damm, einer Thoraxkontusion und Verdacht auf schwere Leberkontusion im Schockzustand in unsere Klinik eingeliefert wurde (1494/55). Er kam unter Kreislaufversagen 2 Tage später ad exitum. Bei der Obduktion fand sich aus einer Leberruptur ½ l Blut im Abdomen. Neben den anderen schweren intrathorakalen Verletzungen ist die abdominelle Verletzung sicher mitschuldig am letalen Ausgang.

Fall 5 betrifft einen 26-jährigen Mann, der unter die Räder eines Traktors geraten war (462/55). Neben Extremitätenverletzungen wurde vor allem ein Hämatopneumothorax festgestellt. Nach der Bekämpfung des schweren Schocks wurden Streckverbände angelegt. Der Tod erfolgte nach 13 Std. Wie sich bei der Obduktion ergab, durch innere Verblutung aus der Leber (850 cm³ Blut in der Bauchhöhle) und Verblutung aus Lungenanspießungen und Lungenzerreißung (420 cm³ Blut in der Brusthöhle). Fettembolie war + + + positiv.

Der letzte Fall dieser Serie (1941/55) war tief bewußtlos eingeliefert worden und verstarb kurze Zeit später, insgesamt 40 min nach einem Suicid durch Sturz aus dem 3. Stock. Neben schweren Rippenserienbrüchen beiderseits bestanden Lungenquetschungen; intraabdominal war es zu einem Leberriß gekommen. Schon von allem Anfang an bestand keine echte Überlebenschance.

Aus diesen Fällen, besonders Fall 5, läßt sich die Tatsache ableiten, daß bei den nicht allzu seltenen intraabdominellen Verletzungen der Leber und der Milz die Diagnose gerade durch das Brustkorbtrauma sehr verwischt sein kann. Vor allem wird sie auch dadurch erschwert, daß der Verletzte meist in einem schweren Schockzustand ist. Wenn auch nicht alle Patienten durch operative Maßnahmen an den Verletzungen der abdominellen Organe hätten gerettet werden können, so ist doch in manchen Fällen eine bedenkliche Mitbeteiligung an der Todesursache festzustellen.

3. Verletzungen der Niere

a) *Eine Beteiligung der Niere* bei Brustkorbtraumen ist nicht allzu selten, da die Niere in enger Nachbarschaft zum Thorax liegt und viele Gewalteinwirkungen gerade die unteren Brustteile von dorsal her betreffen. So konnten wir bei unseren Patienten insgesamt 22 Verletzungen der Niere verifizieren. Dies entspricht, bezogen auf alle abdominellen Verletzungen, 33,83%. Dabei ließen sich verschiedene Befunde erheben. In der Hauptsache waren es mehr oder weniger ausgedehnte Nierenrupturen die in den meisten Fällen zu einer Hämaturie führten. In anderen Fällen, besonders bei den Obduzierten, fanden sich auch Rupturen der Nierenschlagader und in einem Fall zusätzlich auch der Nierenvene. Bei der Differentialdiagnose, besonders aber vor jedem Eingriff, darf wie immer bei schweren Verletzungen keinesfalls auf das akute, lebensbedrohliche Nierenversagen vergessen werden („Crushniere").

b) *Beteiligung der Brustkorbwand:* In 11 Fällen konnten wir trotz schwerer Nierenverletzung keine Rippenfraktur feststellen. Es handelte sich demnach nur um eine Thoraxkontusion. In 5 Fällen lagen Rippenserienfrakturen vor und in manchen Fällen zusätzlich Abrisse der Lendenwirbelsäulen-Querfortsätze.

In weiteren 5 Fällen waren nur einzelne Rippen gebrochen, vorwiegend die 11. und die 12. Rippe.

c) *Untersuchungsergebnis:* In allen Fällen fand sich klinisch eine bereits makroskopisch sichtbare Hämaturie. In einigen schweren Fällen konnte ein retroperitoneales Hämatom getastet werden. Bei 15 von den 22 Patienten wurde ein Urogramm vorgenommen. Nur in einem einzigen Fall war der Befund massiv pathologisch und zeigte gestörte Ausscheidung. In einem weiteren zeigte sich keine Ausscheidung. Dieser Fall ist unter den Todesfällen noch genauer zu besprechen.

d) *Todesfälle:* Zwei Verletzte sind ausschließlich an ihrem Nierenversagen zugrunde gegangen: der erste war ein 39jähriger Flieger, der bei einem Hubschrauberabsturz verletzt wurde (3619/60) (schon unter Hämatothorax erwähnt, s. S. 63). Bei ihm kam es zu einem akuten Nierenversagen, zu einer Chrusniere und schließlich zum Tode. Trotz sorgfältiger Elektrolyttherapie und Verwendung der künstlichen Niere konnte der tödliche Ausgang nicht verhindert werden. Bei der Obduktion fand sich außerdem noch eine massive Fettembolie. Sie ist mit hoher Wahrscheinlichkeit am akuten Nierenversagen mitbeteiligt.

Der zweite Fall betraf einen 34jährigen Mann, der bei einem frontalen Zusammenstoß in einem Personenkraftwagen verunglückte. Er wurde zuerst in ein auswärtiges Krankenhaus eingeliefert, wo ein Spannungspneumothorax festgestellt wurde, der jedoch zunächst durch Absaugen beherrscht werden konnte. (3837/60). Darnach erfolgte die Transferierung in unsere Klinik wegen Anurie. Das Urogramm zeigte keine Ausscheidung, auch ein retrogrades Pyelogramm ergab keinen Aufschluß über die Art der Verletzung. Der Patient ist 5 Tage nach dem Unfall zugrunde gegangen. Es zeigte sich bei der Obduktion, daß er eine ausgedehnte Ruptur der rechten Niere sowie eine komplette Zerreißung der linken A.renalis erlitten hatte.

In weiteren 4 Fällen, also in insgesamt 6 Fällen, fanden sich bei der Obduktion schwere Verletzungen der Niere, in einem Fall zusätzlich eine Ruptur der linken Nierenschlagader. Ein 87jähriger Mann (2797/60), der kurz nach der Einlieferung verstorben war, hatte vor allem beidseitige Rippenserienfrakturen, Lungenanspießungen, einen Hämatothorax beiderseits und einen Pneumothorax rechts sowie ein Mediastinalemphysem neben einer schweren Nierenzerreißung erlitten. Die restlichen 3 Verstorbenen zeigten bei der Obduktion wohl mehr oder weniger starke Nierenrisse, sie waren aber nicht so bedeutend, daß man sie als Todesursache bezeichnen kann (2312/57, 3431/55, 2656/59).

e) *Nachuntersuchungen:* Insgesamt konnten von unseren 22 Fällen 10 befragt werden. Keiner von ihnen gab Beschwerden von seiten des Urogenitaltraktes an.

VIII. Die Brustwandverletzung

Eingangs sei zunächst auf den im Obduktionsteil besprochenen Entstehungsmechanismus hingewiesen (s. S. 10). Eine weitere Diskussion ist daher nur mehr für die klinische Aufgliederung notwendig.

1. Zusammensetzung unseres Verletztenmaterials

In 63,8% fand sich eine Verletzung des knöchernen Thoraxskelets (Abb. 54) [Obduktionsfälle, s. Abb. 11, 88,64%]. Dieser Unterschied läßt sich schon daraus erklären, daß in einem Krankenhaus immer eine Anzahl von Fällen aufgenommen wird, bei denen keine Skeletverletzung vor-

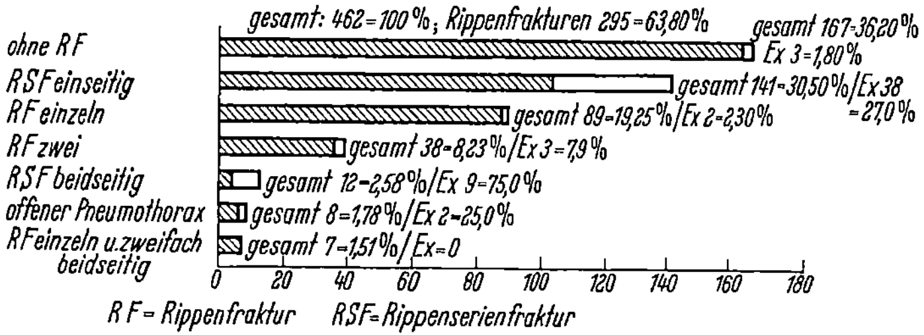

Abb. 54. Brustwandverletzungen und Mortalität

liegt, bei denen aber der Verdacht auf eine endothorakale Verletzung oder Schädigung besteht. Hier wäre auch auf den bekannten Umstand besonders hinzuweisen, daß es nicht immer leicht ist, auch trotz Röntgenaufnahme, eine Rippenfraktur festzustellen, besonders dann, wenn keine Verschiebung vorliegt, wie dies in den meisten Fällen tatsächlich vorkommt. Eine Rippenfraktur kann im Röntgenbild nur dann sichtbar werden, wenn der Zentralstrahl genau auf die Fraktur eingestellt ist oder wenn stärkere Verschiebungen bestehen. So wird es immer wieder vorkommen, daß man eine Rippenfraktur trotz Röntgenbild übersieht oder aber nicht erkennt, daß zusätzlich noch die eine oder andere Rippe gebrochen war. So fiel uns gelegentlich auf, daß wir z.B. klinisch 3 Rippenfrakturen feststellten und daß bei der Obduktion 6 Rippen gebrochen waren.

Es soll nun der Standpunkt nicht bestritten werden, daß es im Grunde unwesentlich ist, ob nur eine Rippe gebrochen ist oder mehrere. Andererseits ist es aber für das weitere Schicksal des Verletzten nicht unbedeutend, wenn mehr als 6 Rippen gebrochen sind. Vor allem deshalb, weil wir uns bei genauer Kenntnis des tatsächlichen Ausmaßes einer Knochenverletzung ein besseres Bild von seinen Chancen machen können. Entscheidend ist sein Allgemeinzustand, die eventuellen Verletzungen der endothorakalen Gebilde und sonstige Komplikationen, die allein durch den Schmerz beträchtlich verschlimmert werden können. Es kommt freilich noch dazu, daß man einen Schwerverletzten der Belastung von mehrfachen Röntgenaufnahmen, nur zur Feststellung, wie viele Rippen gebrochen sind, nicht immer unterziehen kann.

In diesem Zusammenhang sei auf eine praktische Erfahrung einge-. gangen. Der Verletzte wird immer fragen, ob und wie viele Rippen gebrochen sind. Er glaubt als Laie, daß sein Schicksal allein von der Rippenfraktur abhängt. Da nun bekanntlich gerade Brustkorbverletzungen oft längere Zeit Beschwerden verursachen, sucht er, wenn man ihm keine zufriedenstellende Antwort gibt, in vielen Fällen einen anderen Arzt auf, der ihn wieder zum Röntgenologen überweist. Dort wird dann nicht selten festgestellt, daß noch zusätzlich die eine oder andere Rippe gebrochen ist. Nun glaubt der Verletzte unweigerlich, daß er schlecht behandelt oder daß etwas übersehen wurde und verliert das Vertrauen.

Dazu wäre ein bezeichnender Fall anzuführen: ein 24-jähriger Installateur war bei der Arbeit von der Leiter gestürzt und wurde in unsere Klinik gebracht (3760/ 60). Es handelt sich um einen entschädigungspflichtigen Arbeitsunfall. Eine Fraktur der 6. Rippe wurde festgestellt und der Patient für 4 Tage stationär aufgenommen. Darnach konnte er beschwerdefrei aus dem Krankenhaus entlassen werden. Dem im Rahmen der Nachuntersuchung ausgesandten Fragebogen schloß er einen Brief folgenden Inhaltes bei: „Ich möchte noch etwas zu dieser Brustkorbverletzung sagen! Sie haben in Ihrer Diagnose folgendes geschrieben: Bei Herrn G. M. besteht der Verdacht auf Infraktion der linken 6. Rippe und wurde beschwerdefrei entlassen. Ein paar Tage darauf hat mich Herr Dr. X zu seinem Bruder Dr. Y., einem Facharzt für Chirurgie, geschickt. Der hat mich dann in dem Sanatorium geröntgt und den Bruch der 6. und 7. Rippe links festgestellt. Ich habe selber das Röntgenbild gesehen und wir haben uns wirklich gewundert, daß man im Krankenhaus das nicht festgestellt hat, weil man es sogar von außen festgestellt hat. Ich hoffe, Ihnen hiermit gedient zu haben und verbleibe mit vorzüglicher Hochachtung.“

Ein derartiges Vorgehen des weiterbehandelnden Arztes ist nicht nur sinnlos, sondern schädigt den Patienten, der glaubt, daß primär etwas an ihm übersehen und daß er schlecht behandelt wurde. Damit wird dem Verletzten zumindest ein psychischer Schaden zugefügt. Davon abgesehen aber erschüttert ein derartiges Vorgehen ganz allgemein das Vertrauen gegenüber dem Arzt und seiner Behandlung.

Die Aufgliederung der Brustwandverletzungen muß in der Folge mit gewissen Einschränkungen aufgefaßt werden, wie sie sich aus obiger Erfahrung ergibt. Die Diagnose, ob und wie viele Rippen gebrochen sind, unterliegt immer gewissen Fehlerquellen.

Weder der klinische Untersuchungsgang noch eine Reihe selbst sorgfältig durchgeführter Röntgenbilder und Durchleuchtung lassen jede Fraktur erkennen. Dennoch läßt sich für praktische Bedürfnisse die Erstdiagnose nicht umgehen und es zeigte sich in der Folge, daß nur äußerst selten Irrtümer vorkommen.

Die Abb. 54 läßt nun erkennen, daß mit 36,20% (167 Fällen) die Thoraxkontusion ohne Rippenfraktur führend ist, in 1,8%, das ist in 3 Fällen, kam es zu einem tödlichen Ausgang. Zweimal waren es Aortenrisse und einmal eine Schädelquerfraktur, die den Tod herbeiführten.

An zweiter Stelle steht mit 141 Fällen oder 30,50% die einseitige Rippenserienfraktur. Hier kam es allerdings schon in einem Prozentsatz von 27,0% oder 38 Fällen zu einem tödlichen Ausgang. In der Hauptsache sind diese Verletzten an ihrem schweren Brustkorbtrauma verstorben, nur in wenigen Fällen fanden sich auch Stückbrüche.

An dritter Stelle folgt mit 19,25% bei 89 Fällen die Fraktur einer einzelnen Rippe. Hier ist es nur in zwei Fällen oder in 2,30% zu einem tödlichen Ausgang gekommen. Beide Verletzten hatten zusätzlich noch schwere Schädeltraumen, die zum raschen Tode führten.

Als nächste Gruppe folgen jene 38 Fälle oder 8,23%, bei denen 2 Rippen gebrochen waren. 3 Verletzte, das sind 7,9%, verstarben. In zwei Fällen trat der Tod infolge schwerer Schädelverletzungen ein. Im dritten Fall handelt es sich um einen 73-jährigen Rentner (2330/56), der schon mit Apoplexie und Harnverhaltung eingeliefert worden war. Er ist im Schlaganfall gestürzt und verstarb schließlich an einem Lungeninfarkt.

In 2,58% der Fälle fanden wir eine beidseitige Rippenserienfraktur (12 Fälle). 9 davon verstarben, das sind 75,0%. Hier ist der Prozentsatz wohl am höchsten und es ist verständlich, daß derartig schwere Verletzungen meist tödlich enden. Nur insgesamt 3 Verletzte überlebten; alle hatten zwar zu ihren Rippenserienfrakturen schwerste Brustkorbverletzungen, Spannungspneumothorax oder zumindest einen ausgedehnten Hämatothorax, konnten aber dennoch gerettet werden. Die tödlich Verletzten überlebten bereits meist den ersten Tag nicht mehr und sind an schweren multiplen Verletzungen zugrunde gegangen.

Bei 8 Fällen konnte ein offener Pneumothorax festgestellt werden (1,73%). Hier kam es in 2 Fällen, das sind in 25,0%, zu einem tödlichen Ausgang; beide wurden schon vorher erwähnt. Der eine betraf eine offene Brustkorbverletzung durch Steuerradanprall (1258/55, s. S. 34), der andere einen Herzstich (1498/56, s. S. 24). Unter diesen Fällen offener Thoraxverletzungen fällt auf, daß es überhaupt nur zweimal zu Frakturen im Bereich der Rippen gekommen war, einmal lag allerdings noch zusätzlich eine Fraktur des Sternums vor und in einem weiteren Rippenserienfrakturen (Zweihöhlenverletzung, 2607/59, s. S. 47).

Schließlich fanden sich in 7 Fällen, 1,51%, nur einzelne oder höchstens zwei Rippen beiderseits gebrochen. In dieser Gruppe war kein Todesfall zu verzeichnen.

Wenn man hier auch immer in Betracht ziehen muß, daß es sich um multiple und kombinierte Verletzungen handelt, daß man also nicht einer einzigen Verletzung die Schuld an dem letalen Ausgang geben darf, so fällt doch auf, daß bezüglich der Mortalität prozentuell an erster Stelle die beidseitigen Rippenserienfrakturen stehen, an zweiter Stelle mit immerhin noch 27,0% Mortalität die einseitige Rippenserienfraktur. Es folgt dann die Gruppe der Patienten mit offenem Pneumothorax. Wenn auch aus dieser Aufschlüsselung hervorzugehen scheint, daß zweifelsohne die Thoraxverletzten mit beidseitigen Rippenserienfrakturen mehr gefährdet sind als jene, bei denen keine Fraktur nachzuweisen war, so muß doch betont werden, daß eine bloße Thoraxkontusion ohne Rippenfraktur keine leichte Verletzung sein und immer gut ausgehen muß. Diese Tatsache wurde einwandfrei schon an unserem Obduktionsmaterial erhoben (s. Abb. 11 u. 12).

Zu den nicht seltenen Kombinationen in unserem Verletztengut gehört auch noch in 11 Fällen ein Bruch im Bereich der Brustwirbelsäule, jeweils mit Rippenserienfrakturen vergesellschaftet.

Schließlich fanden sich noch 6 Sternumfrakturen, ebenfalls mit Rippenserienfrakturen gemeinsam.

2. Folgen von Rippenfrakturen

a) Allein schon der *Schmerz* stellt eine Gefahr für das weitere Schicksal des Verletzten dar. In ungünstigen Fällen kann sich daraus schließlich sogar reflektorisch ein Lungenödem entwickeln (s. S. 17). Durch die schmerzbedingte reflektorische Ruhigstellung, zumindest einer Brustkorbseite, kann eine Reihe weiterer Komplikationen eintreten.

b) Allein durch Rippenserienfrakturen kann es schon zu einer schweren *Deformität* kommen, besonders dann, wenn ein ganzes Stück der Brustwand herausgebrochen ist. Hier entsteht dann die paradoxe Atmung mit der so gefürchteten Komplikation des Hin- und Heratmens, der sogenannten Pendelluft (s. S. 69).

c) Direkte Verletzung durch Rippenbruchfragmente: Durch *Anspießungen und Zerreißungen* im Bereiche der Pleura und der Lunge entstehen alle schon vorher beschriebenen Komplikationen des Pneumothorax, des Hämatopneumothorax oder des Hämatothorax allein.

d) *Spätfolgen:* Bei ausgedehnten Deformitäten kann es schließlich zu Skoliosen oder Kyphoskoliosen kommen, besonders dann, wenn gleichzeitig schwere keilförmige Frakturen im Bereich der Brustwirbelsäule vorliegen. Ähnliche Erscheinungen sind besonders nach ausgedehnten Thorakoplastiken bekanntgeworden. Bei traumatischen Einwirkungen auf den Brustkorb ist die Deformität jedoch selten so schwer, daß es zu erheblichen Störungen kommt.

Wenn Rippenserienfrakturen mit Stufen verheilen, gelegentlich aber auch ohne Stufenbildung, kann es infolge von Narbenschrumpfung zu dauernden schmerzhaften Sensationen kommen. Intercostalneuralgien nach Rippenbrüchen sind jedoch sehr selten. Die ebenfalls selten beobachteten Lähmungen der Intercostalnerven 6 bis 12 schalten nicht nur die zugehörige Intercostalmuskulatur und die Sensibilität der vorderen Brust- und Bauchhaut aus, sondern können auch zu einem Bauchwandbruch (H. Krauss, Steffens) führen.

Eine weitere, häufiger auftretende Folge, besonders lateral gelegener Rippenserienbrüche, ist die Schultersteife auf Grund einer Schmerzhemmung, die oft monatelang zu erheblichen Bewegungseinschränkungen führt und sehr therapieresistent ist. Sie ist bei rechtzeitiger Bewegungstherapie gelegentlich zu verhindern, bildet aber bei älteren Leuten immer wieder ein Problem.

Der Vollständigkeit halber sei noch erwähnt, daß es als Spätfolge nach Thoraxtraumen zur sogenannten „Lungenhernie" kommen kann. K. Prinstl führt an, daß schon Volkmann die im Schrifttum übliche Bezeichnung „Lungenhernie" einer kritischen Betrachtung unterzogen hat, weil Hernien im allgemeinen nicht nach ihrem Bruchinhalt, sondern vielmehr nach der Lokalisation der Bruchpforte bezeichnet werden. Deshalb sollte man besser vom Zwischenrippenraumbruch, Intercostalhernie oder Brustwandbruch sprechen.

3. Behandlung

Wenn wir uns die oben kurz geschilderten möglichen Folgen von Rippenfrakturen vor Augen halten, so ist damit bereits die Behandlung vorgezeichnet. Sie erfordert in erster Linie Maßnahmen, die zur Erhaltung der Atmung, also der guten Durchlüftung der Lunge, notwendig sind. Dabei müssen beim Vorliegen endothorakaler Verletzungen über die konservative Therapie hinaus noch operative Eingriffe in Betracht gezogen werden.

Da auf die so wichtige Schmerzausschaltung bereits hingewiesen wurde, kann jetzt nur stichwortartig auf die einzelnen Möglichkeiten der Behandlung eingegangen werden. In leichten Fällen genügt die Verabreichung von Analgetica (keine Opiate und Barbiturate, da sie das Hustenzentrum lähmen) und die Lagerung des Verletzten nach der gesunden Seite. Bei ausgedehnteren Verletzungen kommt es vor allem auf eine Ruhigstellung der gebrochenen Rippen an. Dies ist nicht nur für die bessere knöcherne Konsolidierung, sondern vor allem auch zur Schmerzausschaltung von Bedeutung, da die Frakturenden dabei nicht oder nur in geringem Ausmaß aneinander reiben können. Das Zingulum, welches lange Zeit als klassischer Verband galt, muß, wenn es überhaupt einen Sinn haben soll, selbstverständlich immer um die ganze Brustkorbapertur herumgeführt werden und darf nicht nur eine Brustkorbhälfte umfassen. Außerdem ist es wichtig, daß es immer um die untere Brustkorbapertur angelegt wird, auch wenn obere Rippen gebrochen sind, da nur so eine gewisse Ruhigstellung erreicht werden kann. Bei Fraktur oberer Rippen kann zusätzlich über die verletzte Schulter ein Zinkpflasterstreifen angelegt werden. Er hat den Zweck, die Schulterhebung, welche ebenfalls Schmerzen erzeugt, etwas einzuschränken. Das Zingulum wird nun allerdings immer seltener verwendet. Es hat den Nachteil, daß nicht allzu selten Reizerscheinungen der Haut auftreten, vor allem dann, wenn die Brust stark behaart ist. Deshalb verwendet man besser nicht klebende ruhigstellende Verbände, wie sie in den letzten Jahren wiederholt angegeben wurden, z.B. den Rippenbruchgürtel mit Spannschloß. Auch von diesen ruhigstellenden Verbänden kommt man immer mehr ab, da sie letzten Endes doch nicht zum Ziel führen und den Verletzten erheblich in seiner Atmung behindern können. Gelegentlich sind Schmerzen derart stark, daß man zur Therapie der Intercostalnervenblockade mit Alkohol oder einem Dauerlokalanaestheticum greifen muß. Manchmal genügt eine Infiltration des Bruchspaltes, häufiger wird die Leitungsblockade in mehreren Segmenten, eventuell sogar beidseitig, notwendig. Damit sind sehr gute Erfolge von ZENKER, H. KRAUSS, A. DUMONT u. a. berichtet worden.

Schwerste Skeletverletzungen, die einen *unstabilen Thorax* zur Folge haben, wurden gelegentlich auch *operativ fixiert.*Dazu wurden mehrereVerfahren angegeben. Am gebräuchlichsten ist die Fixierung mit Draht-Cerclage (F. P. COLEMAN, C. L. COLEMAN u. a.). H. KRAUSS meint allerdings, daß dies eine Maßnahme sei, deren Wert umstritten ist. Auch wir haben in der Berichtszeit eine operative Fixierung nie für notwendig erachtet. W. W. HEROY und F. C. EGGLESTON verwenden eine zangenförmige Klammer, die sie in das Brustbein verankern und legen einen Zug von 5 kg für 2 bis 3 Wochen an. D. FRANTZ verwendet ebenfalls eine Extension am

Brustbein, allerdings mit zwei Kirschnerdrähten. R. CRUTCHER und T. M. No-
LEN verwenden Rushnägel zur Stabilisierung und in manchen Fällen zusätzlich eine Draht-Cerclage der Rippen. Besonders beachtenswert erscheint uns der
Vorschlag von DE WITT C. DAUGHTRY, die bei unstabilem Thorax eine Tracheotomie
vornehmen und das Flattern der Thoraxwand durch Überdruck verhindern (JEN-
SEN). So einleuchtend vielleicht diese Methode zur Fixierung des unstabilen Thorax
ist, zumal sie gleichzeitig auch für die Sauerstoffkonzentration günstig erscheint, so
muß man doch dagegen Bedenken anmelden, wenn eine Lungenverletzung vorliegt.
Es ist vorstellbar, daß beim offenen inneren Pneumothorax der Überdruck einen
Ventil-Pneumothorax zur Folge haben kann.

D. Nachuntersuchungen[1]

I. Problematik, Untersuchungsmethoden

Die Nachuntersuchung Thoraxverletzter gestaltet sich in vielen Fällen
äußerst schwierig. Nur wenn die primäre Verletzung leicht war, vom Verletzten keine Beschwerden angegeben werden und sich auch bei der Untersuchung kein krankhafter Befund erheben läßt, ergeben sich keine Wider-
sprüche. Oft aber hat primär wohl keine schwere Verletzung vorgelegen,
trotzdem werden vom Patienten anläßlich der Nachuntersuchung starke
Beschwerden angegeben. Vielfach hört man auch, daß er den Beruf wechseln mußte. Hier ergeben sich einige Probleme, vor allem dann, wenn man
mit klinischen Untersuchungsmethoden die Beschwerden in keiner Weise
objektivieren kann.

In der Hauptsache erheben sich demnach zwei Fragen:

1. Können Schmerzen, Beschwerden und sonstige Angaben des Verletzten objektiviert werden ?

2. Liegen objektiv feststellbare Funktionsstörungen an Herz und
Kreislauf sowie Lunge vor, die mit dem Unfallereignis in Zusammenhang
stehen ?

Es sei schon eingangs darauf hingewiesen, daß die erste Frage in vielen
Fällen verneint werden muß und daß die Beantwortung der Frage nach
den Funktionsstörungen auf die erhebliche Schwierigkeit stößt, daß fast
immer die Ausgangswerte fehlen. Nur in seltenen Fällen werden wir durch
Zufall von einem Verletzten ein vor dem Unfall angefertigtes Elektrokardiogramm vorfinden. Eine weitere Schwierigkeit der Objektivierung
posttraumatischer Beschwerden kann sich ergeben, wenn im Zeitabschnitt
zwischen Verletzung und Ausheilung schicksalshaft irgendein organisches
Leiden am Herzen oder an der Lunge entstanden oder fortgeschritten ist.
Es wird immer schwierig sein, derartige Störungen auf den Unfall zu beziehen, oder die Unfallsgenese abzulehnen.

Leider stehen uns auch nur wenige Methoden zur Nachuntersuchung
zur Verfügung, und zwar:

---

[1] Die Nachuntersuchungen wurden gemeinsam mit der Medizinischen Universitätsklinik Innsbruck (Vorstand: Prof. Dr. A. HITTMAIR) vorgenommen. Es ist
mir ein besonderes Bedürfnis, allen beteiligten Ärzten an dieser Stelle meinen Dank
auszudrücken.

1. Die Befragung des Verletzten

Sie erfolgt nach seinen subjektiven Beschwerden, der Frage nach seiner Berufsfähigkeit bzw. seiner sonstigen Leistungsfähigkeit usw.

2. Die klassische klinische Untersuchung

Sie beginnt unter anderem mit der Inspektion. Schon die Exkursionsfähigkeit des Thorax, das Zurückbleiben einer Thoraxhälfte bei der Atmung oder eventuelle stärkere Deformitäten können Schlüsse erlauben. Die Verschieblichkeit der Lungengrenzen, die Charakteristik der Atemgeräusche und schließlich alle bei Thoraxdurchleuchtung und -aufnahme zu erhebenden Befunde lassen ein weitgehendes Urteil zu.

3. Lungenfunktionsprüfungen

Über dieses Thema sind gerade in letzter Zeit zahlreiche zusammenfassende Einzelarbeiten und Monographien erschienen (P. H. ROSSIER und A. BÜHLMANN und K. WIESINGER, H. BARTELS und E. BÜCHERL und C. W. HERTZ und G. RODEWALD und M. SCHWAB u. a.). Die Möglichkeiten zur Prüfung der Lungenfunktion sind in der Hauptsache: Methoden zur Untersuchung der Ventilation (Spirometrie, Bronchospirometrie), Methoden zur Gewinnung und Gasanalyse von Gas- und Blutproben, Methoden zur Messung des pH-Wertes in Vollblut und Plasma, Methoden zur Bestimmung des CO_2-Druckes im Blut und Plasma, Methoden zur Druckmessung im rechten Herzen und Pulmonalkreislauf sowie andere weniger wichtige Methoden. Es wird von den genannten Autoren immer wieder verlangt, daß eine oder mehrere dieser Untersuchungen bei der Begutachtung von Thoraxverletzten angewandt werden. Dieser Meinung kann man sich vom Standpunkt des Unfallchirurgen nicht unbedingt und unter allen Umständen anschließen. Sicher wird man bei manchen Fällen, besonders wenn eine erhebliche Diskrepanz zwischen subjektiven Beschwerden und objektivem Befund besteht, auf manche dieser Methoden zurückgreifen müssen. Im allgemeinen wird man aber im Auge behalten, daß

a) schon die Aufzählung dieser Vielfalt der Methoden erkennen läßt, daß sie vor allem für die große Lungenchirurgie entworfen und bestimmt sind, für die Mehrzahl der Thoraxverletzungen aber nur geringe Bedeutung haben. Ihre Auswertung kann zudem nur von einem Fachmann durchgeführt und nicht jedem Begutachter zugemutet werden. Es ist sicherlich begrüßenswert, daß die Patho-Physiologie gerade der Lunge und der Atemfunktion nahezu eine eigene Wissenschaft geworden ist. Auf der anderen Seite aber weiß sicherlich weder ein Chirurg noch ein Internist, der sich nicht ausschließlich damit beschäftigt, genau darüber Bescheid.

b) Die Untersuchung eines einzigen Verletzten würde mehrere Tage in Anspruch nehmen. Bei dem heutigen Personal- und Geldmangel wäre es ein unmögliches Unterfangen, dies für alle Thoraxverletzten durchführen zu wollen.

c) Es sei ferner besonders zur Diskussion gestellt, ob man einer Nachuntersuchung wegen, jedem Verletzten z.B. auch nur eine Bronchospirometrie ohne weiteres zumuten kann.

d) Trotz der Anwendung aller der genannten Methoden wird es in vielen Fällen nicht gelingen, ein objektives Bild zu schaffen, weil einfach praktisch immer die Ausgangswerte fehlen. Bei einem Thoraxoperierten liegen die Verhältnisse insofern anders, als man vor der Operation den ganzen Untersuchungsgang durchführen muß und sich damit schon ein Bild über die Funktion der Lunge verschafft. Es kommt noch dazu, daß die normalen Ausgangswerte selbst eine Streubreite von rund 30% zeigen. Man kommt überdies auch in den meisten Fällen mit der einfachen Spirometrie nicht aus, da, wie Untersuchungen von B. LÖHR u. a. gezeigt haben, eine getrennte Untersuchung beider Lungen notwendig ist.

4. Das Elektrokardiogramm

Hier gilt im großen und ganzen vieles von dem, was über die Lungenfunktionsprüfung gesagt werden mußte. Die Hauptschwierigkeit liegt neuerlich darin, daß kein EKG des Verletzten vor seinem Unfall vorhanden ist und daß andererseits schon schicksalshaft nach einem Thoraxtrauma irgendeine Herzerkrankung entstehen kann. Die Verhältnisse sind allerdings dadurch einfacher, weil man, wie schon mehrfach betont wurde, ein EKG möglichst kurz nach der Einlieferung des Verletzten anfertigen soll, um später Vergleichsmöglichkeiten zu haben. In der vorliegenden Arbeit wird dies an einer Serie von Patienten versucht (s. S. 90). Trotzdem ist es von Fall zu Fall immer wieder schwierig, irgendein bei der Nachuntersuchung gefundenes Herzleiden einwandfrei auf den Unfall beziehen zu können, oder den Zusammenhang abzulehnen. So gibt z.B. F. GROSSE-BROCKHOFF eine Zusammenstellung von 56 gutachtlichen Fällen und meint, daß die Voraussetzungen einer genügend großen Wahrscheinlichkeit für die Anerkennung eines ursächlichen Zusammenhanges zwischen Unfallereignis und Herztrauma nur in 21 Fällen erfüllt waren. Es müsse dabei aber die Frage noch offen bleiben, ob in 14 anerkannten Fällen auch tatsächlich ein Herztrauma vorgelegen hat. Weiter meint F. GROSSE-BROCKHOFF, wenn auch nach den vorliegenden Unfallakten und dem klinischen Befund eine überwiegende Wahrscheinlichkeit im gutachterlichen Sinne anzunehmen sei, so könnte doch in manchen dieser Fälle erst der Pathologe das letzte Wort sprechen. Im gleichen Sinne ist die Beobachtung zu werten, daß Neurosen nach Thoraxtrauma häufig sind und daß WHITE in den Vereinigten Staaten direkt von einer „Herzkontusionsneurose durch Steuerradverletzung" spricht. So ergibt sich auch daraus die Problematik der ganzen Fragestellung. Durch das oben Gesagte soll nun aber nicht der Eindruck erweckt werden, daß wir prinzipiell gegen die Anwendung derartiger Untersuchungsmethoden sind. Es waren lediglich die Schwierigkeiten der praktischen Durchführung und schließlich auch die Art der Fehlerquellen aufzuzeigen.

II. Auswertung

An unsere 405 überlebenden Verletzten nach den insgesamt 462 Brustkorbtraumen wurden Fragebogen folgenden Inhaltes abgesandt:

1. Haben Sie Schmerzen im Brustkorb (gelegentlich, häufig, dauernd) ?

2. Welcher Art sind diese Schmerzen (an einer Stelle, überall, brennend, stechend, drückend) ?

3. Haben Sie Atem- oder Herzbeschwerden (Lufthunger, Kurzatmigkeit, Beklemmungsgefühl bei Anstrengungen, bei bestimmten Bewegungen, auch in Ruhe) ?

4. Haben Sie seit dem Unfall häufig an Störungen der Atemorgane oder des Herzens gelitten ?

5. Haben Sie irgendwelche Erkrankungen nach dem Unfall durchgemacht, die Sie auf die Brustkorbverletzung beziehen ? Wenn ja, welche ?

6. Haben Sie seit dem Unfall Ihre berufliche Tätigkeit ändern müssen ?

7. Sind Sie wegen irgendwelcher Folgeerscheinungen des Unfalles in ärztlicher Behandlung gestanden ? Wenn ja, bei welchem Arzt ?

8. Wenn es sich um einen entschädigungspflichtigen Unfall gehandelt hat, haben Sie eine Rente erhalten ? Wie hoch ist diese ? Haben Sie sonst eine Abfindung bekommen ?

Es ergab sich folgendes Bild: Trotz mehrmaligen Schreibens erhielten wir von 139 Patienten (34,4% der Überlebeden) keine Nachricht. In 55 Fällen (12,5% der Überlebenden) kam der Fragebogen als unzustellbar zurück und es war in 3 Fällen vermerkt, daß der Adressat inzwischen verstorben war. Diese Verletzten sind jedoch nicht an den Folgen ihrer Brustkorbverletzungen verstorben.

In 211 Fällen erhielten wir die ausgefüllten Fragebogen zurück (52,1% der Überlebenden).

Nach den Antwortschreiben wurden dann Verletzte noch zu einer Nachuntersuchung vorgeladen, wobei jene Fälle ausgewählt wurden, deren Auskunft mit dem primären Befund nicht ohne weiteres in Einklang zu bringen war. Einesteils waren es Patienten, bei denen z. B. nach schweren primären Unfällen überhaupt keine Beschwerden angegeben wurden, andererseits aber solche, die trotz Vorliegens geringfügiger Verletzungen schwere posttraumatische Schäden angaben.

Um eine Klassifizierung der Resultate zu ermöglichen, wurde eine Einteilung nach dem Verletztengrad versucht:

Verletzungsgrad 1 (leicht): Darunter verstehen wir jene Verletzten, bei denen keine Rippenfraktur, die Fraktur einer oder von höchstens zwei Rippen ohne endothorakale Beteiligung festgestellt wurde. Während des Krankenhausaufenthaltes darf es ferner zu keiner Komplikation gekommen sein.

Verletzungsgrad 2 (schwer): Darunter sind jene Fälle zusammengefaßt, bei denen eine Rippenserienfraktur vorgelegen hatte, bei denen es zu einem geringen Hämatothorax oder einem geringen Pneumothorax gekommen war. Weiter sind auch jene Fälle einbezogen, bei denen wohl ursprünglich eine leichte Thoraxverletzung vorzuliegen schien, bei denen es aber während des Krankheitsverlaufes zu irgendwelchen Komplikationen, vor allem zu Ergüssen, gekommen ist.

Verletzungsgrad 3 (sehr schwer): In dieser Gruppe sind alle Verletzungen zusammengefaßt, die in lebensbedrohlichem Zustand eingeliefert wurden. Fälle mit Spannungspneumothorax, ausgedehntem starkem Hautemphysem, ferner ausgedehnte ein- oder beidseitige Rippenserienfrakturen und weiter auch solche mit offenem Pneumothorax. Zusätzlich wurden hier alle Patienten eingereiht, bei denen im Krankheitsverlauf lebensbedrohliche Komplikationen aufgetreten sind.

Verletzungsgrad 4: Hier wurde die Einbeziehung aller schweren Nebenverletzungen (Schädel- oder Extremitätenverletzung) vorgenommen, alle bei denen es schließlich zu einem Dauerschaden kam.

Zu Beginn der Auswertungen werden jene Gruppen von Verletzten gegenübergestellt, die einerseits so schwere Beschwerden angaben, daß sie den Beruf wechseln mußten, sowie andererseits jene, die überhaupt keine Beschwerden angaben. Zu der 1. Gruppe wäre noch anzufügen, daß auch alle Patienten einbezogen wurden, die angaben, daß sie wohl ihren alten Beschäftigungen nachgehen, dabei aber nur leichte Arbeiten verrichten können.

1. Berufswechsel

(Abb. 55)

Von unseren 211 auszuwertenden Fällen haben nun 34 Verletzte ihren Beruf wechseln oder innerhalb ihres Berufes eine leichtere Arbeit übernehmen müssen. Dies bedeutet einen Prozentsatz von 16,11%. Es haben

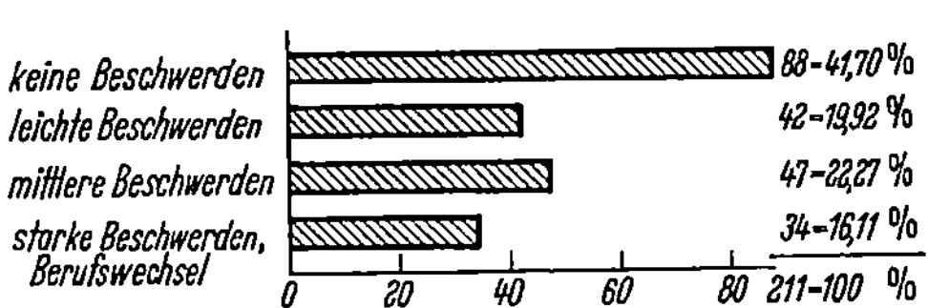

Abb. 55. Nachuntersuchungen

also 83,89% wieder ohne Störung ihren früheren Beruf aufgenommen. Vergleichsweise berichtet z.B. H. Buchner und D. Kronberger, daß in ihrem Untersuchungsmaterial stumpfer Brustkorbverletzter nur 52,4% ihren früheren Beruf aufgenommen haben.

Wenn wir nun eine Aufschlüsselung nach dem vorher gegebenen Schema des Verletztengrades für diese 34 Verletzten vornehmen, zeigt sich:

Verletzungsgrad 1 (leicht, Gesamt: 92)   9 Fälle
Verletzungsgrad 2 (schwer, Gesamt: 92)   14 Fälle
Verletzungsgrad 3 (sehr schwer, Gesamt: 22)   6 Fälle
Verletzungsgrad 4 (schwere Nebenverletzungen, Gesamt: 5) 5 Fälle.

Es ist nun wohl verständlich, daß nicht wenige Verletzte der Gruppe 2, 3 und 4 ihren Beruf ändern mußten, da bei ihnen doch zumindest

schwere Verletzungen des Brustraumes oder schwere Nebenverletzungen
vorlagen. Nicht ganz verständlich erscheint das Verhalten jener 9 Verletzten, bei denen primär nur leichte Schäden gefunden wurden und die
auch im weiteren Verlauf während ihres Aufenthaltes in der Klinik keine
Komplikationen zeigten.

Als Beispiel seien nur zwei Fälle herausgegriffen:

Fall 1: Eine 23-jährige Frau ist als Insassin in einem Personenkraftwagen bei
einem Zusammenstoß verletzt worden (2437/60). Bei der Einlieferung wurde eine
leichte Commotio cerebri, eine Thoraxkontusion und eine Schulterkontusion festgestellt. Im weiteren Verlauf ergaben sich keine Komplikationen. Das gleich nach
der Einlieferung angefertigte Elektrokardiogramm zeigte eine vollkommen normale
Stromkurve. Die Verletzte wurde schon nach 3 Tagen nach Hause entlassen. Bei der
Nachuntersuchung gibt sie nun häufige Schmerzen im Brustkorb an. Diese Schmerzen
seien stechend, an einer Stelle im Bereich des rechten Rippenbogens. Sie habe auch
Herzbeschwerden, die sich in einem Beklemmungsgefühl sogar in Ruhe äußern. Seit
dem Unfall leide sie auch an Störungen des Herzens. Sie kann nur mehr leichte
Arbeit in ihrem Beruf leisten. Sie hat für den erlittenen Schaden eine Abfindung
erhalten. Die Nachuntersuchung am 12. 6. 1962 ergab: guter Allgemeinzustand,
gesundes Aussehen, keine Cyanose. Lungengrenzen normal, gut verschieblich, reines
Vesiculäratmen.

Herz: klinisch und im Elektrokardiogramm ohne pathologischen Befund.
Röntgen: Zwerchfell, Sinus und Lungenfelder frei, der Herzgefäßschatten o. B.
Beurteilung: es ist wohl nicht anzunehmen, daß tatsächlich irgendein Zusammenhang
zwischen den Beschwerden und dem Unfallereignis gegeben ist. Hier dürften vielmehr andere Ursachen eine Rolle spielen, vielleicht eine Neurose oder ein Rentenbegehren, da es sich um einen entschädigungspflichtigen Unfall gehandelt hat.

Fall 2: Ein 39-jähriger Mann (192/60) wurde bei einer Ofenexplosion verletzt.
Es handelt sich um einen Arbeitsunfall. Bei der Einlieferung in die Klinik wurde
eine leichte Gehirnerschütterung und eine Thoraxkontusion festgestellt. Er wurde
schon 2 Tage nach dem Unfallereignis völlig beschwerdefrei entlassen. Bei der Nachuntersuchung am 10. 6. 1962 gibt er einen Dauerschmerz im Brustkorb an. Er leide
an drückenden und stechenden Schmerzen, besonders an einer Stelle im Bereiche des
Herzens. Kein Tag vergehe ohne Schmerzen. Seit dem Unfall leide er an Lufthunger,
Kurzatmigkeit sowie Beklemmungsgefühl bei Anstrengungen und auch in der Ruhe.
Er bezieht nun diese Beschwerden auf den Unfall und hat in der Folge seinen Beruf
ändern müssen. Vom behandelnden Arzt wird bescheinigt, daß der Verletzte vor dem
Unfall völlig gesund war. Klinisch: Bei Belastung leichte Lippenzyanose. Lunge:
Grenzen normal, gut verschieblich, reines Vesiculäratmen. Durchleuchtung und
Lungenröntgen ergeben keinen pathologischen Befund. Im Elektrokardiogramm
findet sich aber eine coronare Durchblutungsstörung und eine intraventriculäre
Reizleitungsstörung. Beurteilung: da die Herzbeschwerden kurze Zeit nach dem
Unfall, angeblich etwa eine Woche nach der Krankenhausentlassung, aufgetreten
sind, muß hier bereits an einen Kausalzusammenhang gedacht werden. Es besteht
immerhin die große Wahrscheinlichkeit, daß es durch das Trauma auch zu einer
Schädigung des Herzens gekommen ist.

Bei den übrigen Verletzten der Gruppe 1 konnte sonst kein einwandfreier kausaler Zusammenhang mit den Beschwerden gefunden werden.
Es ist aber vielleicht interessant, daß sich doch auch andere Momente
dabei zur Darstellung bringen lassen. Bei 2 Fällen handelte es sich um
ältere Menschen, die schon vor dem Unfall zugegebenermaßen an Erkrankungen des Kreislaufes oder der Lunge gelitten hatten. Sie beziehen nunmehr ihre Beschwerden in der Hauptsache auf das Unfallereignis. Hier
kommt aber höchstens eine Verschlimmerung eines schon bestehenden
Leidens in Frage, wobei jedoch praktisch zu bedenken ist, daß die schon

vorher bestehenden chronischen Erkrankungen wahrscheinlich schicksalhaft auch ohne Unfall verschlechtert worden wären. In 2 weiteren Fällen handelte es sich um Alkoholiker, deren Beschwerden von sich aus durch diesen Befund erklärbar sind. In einem Fall dieser Gruppe erfolgte der Unfall dadurch, daß ein 18-jähriger sich mit einem gestohlenen Personenkraftwagen überschlug. Er wurde mit einer Thoraxkontusion und dem Verdacht auf Rippenfrakturen stationär aufgenommen. Die Aufnahme erfolgte vorwiegend unter dem Verdacht auf eine Milzruptur, da er im linken Oberbauch bretthart spannte. Er wurde nach 9 Tagen aus dem Krankenhaus entlassen, da sich keine Komplikationen mehr ergaben. Auch bei diesem Patienten scheinen vorwiegend außermedizinische Ursachen für die bei der Nachuntersuchung angegebenen Beschwerden vorzuliegen.

Verletzungsgrad 3 (sehr schwer): Hier konnten in der Gruppe jener Verletzten, die den Beruf wegen ihrer Beschwerden ändern mußten, 6 Patienten nach durchwegs sehr schweren Verletzungen festgestellt werden. Typisch dafür sind etwa folgende Fälle:

Fall 1: Eine 57-jährige Frau (1300/55) hatte sich bei einem Sturz vom Heuwagen verletzt. Bei der Einlieferung wurde rechts eine Rippenserienfraktur, weiter eine Brustwirbelkompressionsfraktur und eine beträchtliche Impression des Manubrium sterni festgestellt. Im Verlauf der Behandlung kam es zu einer ausgeprägten Pneumonie mit schweren Herz- und Kreislaufkrisen. Es fand sich in der Folge ein etwa zweiquerfingerhoher Pleuralerguß. Im Röntgen war das Herz normal konfiguriert. Eine primäre Elektrokardiogramm-Untersuchung wurde nicht vorgenommen. Bei der Kontrolle am 13. 6. 1962 gab die Verletzte dauernde, drückende Schmerzen an einer Stelle im Brustkorb an. Sie beklagte sich ferner über Kurzatmigkeit und Beklemmungsgefühl bei Anstrengungen. Sie hat ihren Beruf wechseln müssen und steht in dauernder Behandlung wegen ihres Herzens. Wegen des Unfalles erhält sie eine Rente. Bei der Thoraxdurchleuchtung fand sich das Zwerchfell frei beweglich, der Sinus o. B., alte Bruchstellen waren noch an der 5. bis 8. Rippe rechts festzustellen. Die zentrale Lungengefäßzeichnung war verstärkt, die Lungenfelder im übrigen frei, vielleicht etwas emphysematös, Strumakalkschatten beiderseits, Herz linksverbreitert, aortal konfiguriert, Aorta elongiert, Brustwirbelsäule rechts konvex gekrümmt. Das Elektrokardiogramm ergab eine ausgeprägte coronare Durchblutungsstörung im Bereiche der Hinterwand. Beurteilung: In diesem Fall sind die Beschwerden, die von der Verletzten angegeben werden, durch den objektiven Befund sicher zu erklären. Mit größter Wahrscheinlichkeit ist ein ursächlicher Zusammenhang mit dem Unfall anzunehmen, da die Frau bis zum Unfall gesund war.

Fall 2: Ein 48-jähriger Mann (2522/55) war als Rollerfahrer mit einem Obus zusammengestoßen. Bei der Einlieferung wurde beiderseits eine Rippenserienfraktur, ein Spannungspneumothorax und ein stark ausgeprägtes generalisiertes Hautemphysem festgestellt. Daneben fanden sich noch ein Schlüsselbeinbruch sowie eine Rißquetschwunde am Kopf. Der Zustand war lebensbedrohlich, es bestand akute Erstickungsgefahr. Auf beiderseitige Punktion mit Troikart erholte sich der Verletzte, er erhielt dann Kreislaufmittel. Weitere Punktionen waren nicht mehr notwendig. Nach 51 Tagen Krankenhausaufenthalt wurde er in gutem Allgemeinzustand entlassen. Es bestand noch ein geringer mantelförmiger Restpneumothorax. Bei der Nachuntersuchung am 19. 6. 1962 gab der Patient häufige stechende und drückende Schmerzen im Brustkorb an. Bei Anstrengungen leide er an Lufthunger und Kurzatmigkeit. Er mußte seinen Beruf ändern und stehe seither immer in ärztlicher Behandlung, außerdem erhält er eine 65%-ige Rente. Thoraxdurchleuchtung und Aufnahme ergaben, daß die linke Spitze verschattet und geschrumpft war, der Mittelschatten schien im oberen Anteil weit nach links verzogen, der linke Basalsinus obliteriert, rechts zeigte sich eine zarte Schwarte im Nebenspalt. Das Elektrokardiogramm ergab eine normale Stromkurve. Beurteilung: Auch hier erklärt der

Thoraxbefund vollauf die vom Verletzten angegebenen Beschwerden, insbesondere mit Rücksicht auf die nur durch Unfall und nachfolgende Komplikation zustande gekommene schwere Verschwartung der Lunge.

Fall 3: Ein 52-jähriger Landwirt (4082/60) war vom Heustock gestürzt. Es wurde eine Rippenserienfraktur links, ein Pneumothorax und ein ausgedehntes Hautemphysem festgestellt, klinisch bestand heftige Atemnot. Im weiteren Verlauf in der Klinik entwickelte sich ein dreiquerfingerhoher Erguß und darüber blieb ein ausgedehnter Pneumothorax bestehen. Eine Punktion wurde jedoch nicht für notwendig gehalten. Bei der Nachuntersuchung gab der Patient nun häufige Schmerzen im Brustkorb an, die er stechend und brennend überall fühlt. Er leide an Kurzatmigkeit, Beklemmungsgefühl sowohl bei Anstrengungen als auch in der Ruhe. Er hat seinen Beruf als Landwirt weitgehendst aufgeben müssen und erhält für das Unfallereignis eine 20%-ige Rente. Bei der Nachuntersuchung ließ sich sowohl klinisch als auch im Elektrokardiogramm und bei der Thoraxdurchleuchtung kein pathologischer Befund erheben. In der Durchleuchtung zeigten sich nur alte Bruchstellen in der hinteren Hälfte der 6. bis 9. Rippe. Beurteilung: in diesem Fall läßt sich der objektive Befund zweifellos nicht mit den Beschwerden des Verletzten in Einklang bringen, obwohl primär sicherlich schwere Veränderungen vorgelegen hatten. Inwieweit hier wieder die Tatsache, daß es sich um einen Arbeitsunfall gehandelt hat, eine Rolle spielt, sei dahingestellt. Der Fall ist auch ein Beweis dafür, daß ein nicht abpunktierter geringer Erguß ohne röntgenologisch nachweisbare Spuren verschwinden kann. Unter allem Vorbehalt könnte vielleicht hier doch eine Lungenfunktionsuntersuchung Klärung schaffen.

Eine Analyse der Fälle aus Gruppe 2 und 4 ergibt im wesentlichen die gleichen Gesichtspunkte.

2. Verletzte ohne Beschwerden

88 Verletzte gaben an, keinerlei Beschwerden nach ihrem Unfall zu haben. Dies entspricht einem Prozentsatz von 41,7% (s. Abb. 55). H. BUCHNER und D. KRONBERGER fanden bei ihren Nachuntersuchungen 61,8% völlige Beschwerdefreiheit. Wenn wir unsere Patienten mit völliger Beschwerdefreiheit nach den Verletzungsgraden einteilen, so zeigt sich folgendes:

Verletzungsgrad 1 (leicht, Gesamt: 92) 41
Verletzungsgrad 2 (schwer, Gesamt: 92) 40
Verletzungsgrad 3 (sehr schwer, Gesamt: 22) 7.

Hier fällt nun auf, daß mehr als die Hälfte dieser Verletzten primär schwerste oder zumindest schwere Schäden erlitten hatten. Bei 7 Verletzten der Gruppe 3 kann man es vielleicht nicht ganz als Zufall bezeichnen, daß nur in einem Fall ein entschädigungspflichtiger Arbeitsunfall vorlag.

Fall 1 betraf einen 53-jährigen Arzt (2592/57), der sich mit seinem Personenkraftwagen überschlagen hatte und in einem lebensbedrohlichen Zustand zunächst in ein auswärtiges Krankenhaus eingewiesen wurde. Er kam erst 5 Tage nach dem Unfall in unsere Klinik. Es fand sich beiderseits eine Rippenserienfraktur sowie ein rechtsseitiger ausgedehnter Pneumothorax mit Erguß. Nach mehrmaliger Punktion wurde der Patient beschwerdefrei entlassen, er ist es nach seiner Angabe auch geblieben.

Fall 2: Ein 44-jähriger Mann (662/60) war mit seinem Personenkraftwagen in einen Graben gefahren. Er hat vor allem einen Spannungspneumothorax erlitten und kam in lebensbedrohlichem Zustand in unsere Klinik (bereits unter Herzverletzungen erwähnt, s. S. 91). Interessant ist, daß im primären Elektrokardiogramm schon eine Herzmuskelfunktionsstörung festgestellt wurde, die sich auch bei der

8*

Nachuntersuchung, allerdings in geringgradigem Ausmaße, fand. Hier muß zweifellos an eine traumatische Genese gedacht werden. Bei der Nachuntersuchung am 11. 6. 1962 war außerdem der rechte Basalsinus hinten nicht ganz ideal entfaltbar. Trotzdem war auch dieser Patient völlig beschwerdefrei. Es scheint also, daß geringe Veränderungen im Bereiche des Sinus keine Störungen verursachen und nicht jeder geringe pathologische Befund im Elektrokardiogramm eine tatsächliche Einschränkung der Leistungsfähigkeit mit sich bringt.

Fall 3: Ein 60-jähriger Mann war beim Zusammenkoppeln von Straßenbahnwagen verunglückt. Er hatte Rippenserienfrakturen beiderseits erlitten und beide Schlüsselbeine gebrochen. Nach der Röntgenuntersuchung mußte ein geringer Erguß angenommen werden, der aber nicht punktiert wurde. Der Patient gab bei der Nachuntersuchung keine Beschwerden an. Klinische Untersuchung, Durchleuchtung des Thorax und das Elektrokardiogramm ergaben dementsprechend keinen pathologischen Befund.

3. Verletzte mit leichten Beschwerden

42 Verletzte gaben das Vorliegen leichter Beschwerden an (s. Abb. 55). Dies entspricht, bezogen auf die Gesamtzahl der Nachuntersuchten, einem Prozentsatz von 19,92%. Nach dem Verletzungsgrad aufgeteilt, zeigt sich folgendes:

Verletzungsgrad 1 (leicht, Gesamt: 92) 19
Verletzungsgrad 2 (schwer, Gesamt: 92) 18
Verletzungsgrad 3 (sehr schwer, Gesamt: 22) 5.

Es fiel auf, daß von den 42 Verletzten 16 deutliche Herzbeschwerden angaben. Die Störung nach einem stumpfen Brustkorbtrauma scheinen sich demnach oft im Bereiche des Herz- und Kreislaufapparates zu manifestieren. Bei genauer Prüfung konnte allerdings festgestellt werden, daß 9 der 16 Verletzten schon vor dem Unfall an irgendwelchen Erkrankungen dieser Art litten. Es sind demnach nur 7 Verletzte, bei denen zumindest theoretisch ein ursächlicher Zusammenhang zwischen Herzerkrankung und Brustkorbverletzung angenommen werden könnte; doch ließ sich auch dies nicht in jedem Falle verifizieren.

Bei der Einteilung in Verletzungsgrade zeigt sich nun wieder der Umstand, daß immerhin 5 Schwerstverletzte nur geringe Beschwerden hatten. Ein weiterer Patient dieser Gruppe ist vielleicht noch erwähnenswert: Es handelte sich um einen 55-jährigen Mann, der alkoholisiert einen Verkehrsunfall verschuldet hatte. Er kam mit einer Rippenserienfraktur und einem Spannungspneumothorax in ziemlich lebensbedrohlichem Zustand mit schwerer Verlagerung des Mittelfelles in unsere Klinik. Auf eine Punktion erholte er sich zusehends, in weiterer Folge mußte dann noch mehrmals ein Erguß punktiert werden. Er wurde am 50. Tag in häusliche Pflege entlassen. Bei der Nachuntersuchung gab er nun an, daß er schon Rentner gewesen sei, da sich ein Herzleiden seit seiner Militärzeit eingestellt habe. Klinisch besteht auch in Ruhe schon Dyspnoe und es zeigte sich eine deutliche Cyanose des Gesichtes. Dieser Fall weist darauf hin, daß auch Verletzte mit derartig schon bestehenden schweren Herz- und Kreislauferkrankungen ein schweres Brustkorbtrauma gut überstehen können.

Von den 19 Fällen des Verletzungsgrades 1 schließlich seien lediglich einige wenige Beispiele gebracht, weil sie z.T. gerade wegen der anscheinenden Belanglosigkeit des Erstbefundes manche der vorgenannten Probleme besonders deutlich aufzeigen.

Fall 1: Ein 10-jähriger Schüler (1109/57) wurde vom Hufschlag eines Pferdes gegen die Brust getroffen. Er stürzte zu Boden, war angeblich bewußtlos, zeigte aber bei der Einlieferung in die Klinik, die kurze Zeit darnach erfolgte, nur noch geringgradigen Schock. Er wurde unter der Verdachtsdiagnose: Commotio cerebri, Bauchprellung und Thoraxkontusion stationär aufgenommen. Während des Krankenhausaufenthaltes ergaben sich keine Komplikationen, so daß er am 6. Tag beschwerdefrei entlassen wurde. Bei der Nachuntersuchung gab er nun vor allem Herzbeschwerden an, er leide an einem Beklemmungsgefühl bei Anstrengung und besonders beim Laufen. Der klinische Befund, Thoraxdurchleuchtung und -aufnahme, ergaben keinen pathologischen Befund. Im Elektrokardiogramm fand sich jedoch ein inkompletter Rechtsschenkelblock. Man wird in diesem Fall kaum fehlgehen, wenn man bei dem jetzt 14-jährigen einen ursächlichen Zusammenhang mit dem Unfallgeschehen annimmt. Wahrscheinlich ist es durch den Hufschlag zu einer Commotio cordis gekommen.

Fall 2: Ein 59-jähriger Rentner (2493/60), der über die Treppe gestürzt war, wurde wegen einer Rippenfraktur links einen Tag nach dem Unfall eingeliefert. Er war bei der Aufnahme blau und dyspnoisch, konnte jedoch nach insgesamt 3 Tagen stationären Aufenthaltes wieder entlassen werden. Er gab bei der Nachuntersuchung dauernde Schmerzen im Brustkorb an, vor allem leide er an Herzbeschwerden, die sich in Lufthunger, Kurzatmigkeit, Beklemmungsgefühl sowohl bei Anstrengungen als in Ruhe bemerkbar machen. Bei der klinischen Untersuchung fiel eine Cyanose durch besondere Kurzatmigkeit auf. Die Thoraxdurchleuchtung zeigte Zwerchfell und Sinus frei, das Herz war beträchtlich nach beiden Seiten vergrößert, es bestand eine zentrale, deutlich verstärkte Lungenzeichnung. Der Verdacht auf eine traumatische Zwerchfellhernie, den sein Hausarzt ausgesprochen hatte, konnte durch Röntgenuntersuchung nicht bestätigt werden. Im Elektrokardiogramm fand sich ein typischer kompletter Linksschenkelblock und Anzeichen einer coronaren Durchblutungsstörung. Außerdem war der Verletzte Diabetiker. Die schweren Veränderungen, vornehmlich am Herzen, sind durch das Unfallereignis zweifellos nicht ohne weiteres zu erklären. Nach genauerer Befragung, auch des behandelnden Arztes, wurde festgestellt, daß diese Erkrankungen schon vor dem Unfall bestanden hatten und daß der Patient deswegen in die Rente gegangen ist.

Fall 3: Eine 34-jährige Frau (853/59) wurde von einem Verschubwagen niedergestoßen. Sie kam unter der Diagnose Thoraxkontusion rechts, fragliche Rippenfraktur, leichte Gehirnerschütterung und Prellungen an den Extremitäten zur stationären Aufnahme. Der Verlauf war komplikationslos, so daß sie am 18. Tag nach dem Unfall aus der Behandlung entlassen werden konnte. Bei der Nachuntersuchung gab sie nun häufige Schmerzen im Brustkorb an, die sich brennend und stechend auswirken. Sie habe auch Atembeschwerden bei Anstrengungen wie auch im Liegen, dabei wären sie sogar noch stärker. Bei der klinischen Untersuchung am 15. 6. 1962 fiel vor allem eine auch in der Thoraxdurchleuchtung verifizierte Kyphoskoliose der Brustwirbelsäule auf, sonst jedoch kein weiterer pathologischer Befund. Am Herzen war sowohl klinisch als auch im Elektrokardiogramm keine Abweichung von der Norm feststellbar. Nach genauerem Befragen gab die Patientin zu, daß sie schon vor dem Unfall in Behandlung eines Orthopäden wegen ihrer Kyphoskoliose gewesen sei. Auch ihre angegebenen Beschwerden sind zwar glaubhaft, aber sicherlich nicht ursächlich mit dem Unfall in Verbindung zu bringen.

Fall 4: Eine 61-jährige Hausfrau (2684/60) war zu Hause ausgerutscht und mit dem Brustkorb aufgefallen. Sie kam unter der Diagnose eines leichten Schockes, einer Brustwirbelsäulen- und Thoraxkontusion zur stationären Aufnahme. Während des Aufenthaltes in der Klinik kam es zu keinerlei Komplikationen, insbesondere wurde auch im Thorax kein Erguß festgestellt. Am 10. Tag konnte sie nach Hause entlassen werden. Bei der Nachuntersuchung gab sie nun dauernde Schmerzen im Brustkorb, in der Wirbelsäule und am Rücken an. Sie habe auch bei bestimmten Bewegungen und in Ruhe Atembeschwerden. Vor dem Unfall sei sie immer gesund gewesen. Die Inspektion ergab keine Besonderheiten, die Lunge war links vielleicht etwas schlechter verschieblich. Bei der Thoraxdurchleuchtung und -aufnahme fand sich das Zwerchfell etwas eingeengt verschieblich, der linke Basalsinus war hinten obliteriert. Das Elektrokardiogramm zeigte ein angedeutetes P.-dextro cardiale, vertikale Herzposition. Beurteilung: Die Beschwerden dieser Verletzten sind glaubhaft. Wahrscheinlich ist es unbemerkt doch zu einem Erguß gekommen, vielleicht sogar erst nach der Krankenhausentlassung. Die in der Thoraxdurchleuchtung festgestellten Verklebungen erklären jedenfalls die Schmerzen und das Elektrokardiogramm erklärt auch die Störungen von seiten des Herzens.

Von den 18 Fällen, die schwere Verletzungen erlitten hatten, wurde bereits das Nachuntersuchungsergebnis über zwei Verletzte bekanntgegeben (795/60 und 2788/60, siehe Herzverletzung).

4. Verletzte mit mittelstarken Beschwerden

Auch hier fällt wieder auf, daß eine beträchtliche Anzahl der Patienten Herzbeschwerden als Unfallfolge angeben. Erst nach genauer Überprüfung ließ sich feststellen, daß von diesen 21 Fällen nur 6 für eine Unfallgenese in Frage kommen. Aber auch bei ihnen mußte noch sorgfältig abgewogen werden, ob nicht tatsächlich andere Ursachen zusätzlich oder ausschließlich in Frage kommen. Insgesamt 47 Verletzte, das sind 22,27% der Nachuntersuchungsfälle, gaben mittelstarke Beschwerden nach ihrem Brustkorbtrauma an (Abb. 55). Wenn wir sie nach dem Verletzungsgrad aufteilen, ergibt sich nun folgendes Bild:

Verletzungsgrad 1 (leicht, Gesamt: 92)   23 Fälle
Verletzungsgrad 2 (schwer, Gesamt: 92)   20 Fälle
Verletzungsgrad 3 (sehr schwer, Gesamt: 22)   4 Fälle.

Neuerlich fällt auf, daß genauso wie bei den vorhergehenden Verletzungsgruppen ungefähr die Hälfte der Patienten nur leichte Traumen erlitten hatten und nur die andere Hälfte so schwere Verletzungen aufwies, daß sie die Beschwerden erklären könnten.

Fall 1: Ein 53-jähriger Mann (2480/55) war aus 7 m Höhe abgestürzt. Er wurde mit einer Thoraxkontusion und einer alten, schon vor 20 Jahren erlittenen Brustwirbelfraktur eingeliefert. Etwa 3 Wochen nach der Verletzung konnte er aus dem Krankenhaus in gutem Zustand entlassen werden. Bei der Nachuntersuchung gab er dauernde, stechende, brennende und drückende Schmerzen im Brustkorb an. Weiter klagte er über Herzbeschwerden, Kurzatmigkeit, Beklemmungsgefühl bei Anstrengungen und auch bei bestimmten Bewegungen sowie gelegentlich in Ruhe. Die klinische Untersuchung ergab als pathologischen Befund im Elektrokardiogramm ein Vorhofflimmern und einen nicht mehr ganz frischen Hinterwandinfarkt. Da die Verletzung 7 Jahre zurücklag und bei genauerer Befragung festgestellt wurde, daß der Verletzte schon immer herzkrank war, konnte nur der Schluß gezogen werden, daß er sich diesen Herzfehler bereits früher zugezogen hatte. Damit mußte der ursächliche Unfallzusammenhang abgelehnt werden.

Fall 2: Bei einer 82-jährigen Frau (2509/58), die über die Treppe gestürzt war, kam es zu einer Brustkorbkontusion und es bestand der Verdacht auf Bruch des 7. Brustwirbels. Auch bei ihr dürfte das pathologische Elektrokardiogramm (inkompletter Rechtsschenkelblock, coronare Durchblutungsstörung im Bereich der Hinterwand) eher alters- und nicht unfallbedingt gewesen sein. Bei der Thoraxdurchleuchtung fand sich jedenfalls ein dem hohen Alter entsprechender Befund.

Von den Verletzten mit dem Verletzungsgrad 3 (sehr schwer) sind 2 Beispiele noch erwähnenswert:

Fall 1: Ein 24-jähriger Mann (1796/60) wurde als Personenkraftwagenfahrer bei einem Zusammenstoß mit einem anderen Wagen verletzt. Er kam mit Rippenserienfrakturen links und einem Hämatopneumothorax in lebensbedrohlichem Zustand in unsere Klinik. Das Mediastinum war verdrängt und es konnte etwa 1 l Blut abpunktiert werden. In der Folge waren dann noch mehrfache kleinere Punktionen notwendig. Im Elektrokardiogramm zeigte sich kurz nach dem Unfall eine Herzmuskelfunktionsstörung. Der Patient wurde nach 40 Tagen Krankenhausaufenthaltes mit einer geringen Schwartenbildung links und klinisch geringer Atemnot aus der Klinik entlassen. Bei der Nachuntersuchung gab er an, daß gelegentlich Schmerzen im Brustkorb auftreten. Außerdem leide er an Kurzatmigkeit bei Anstrengungen und bestimmten Bewegungen. Er hatte von seiner Versicherung eine 15%-ige Abfindung erhalten. Bei der klinischen Untersuchung am 15. 6. 1962 ergab sich kein auffallender Befund. Beide Brustkorbhälften wurden gleichmäßig beatmet, die Atemexkursion, über den Brustwarzen gemessen, betrug 5 cm, es bestand keine Cyanose. Bei der Lungendurchleuchtung fand sich nur der linke Sinus hinten etwas obliteriert, im übrigen kein auffälliger Befund. Im Elektrokardiogramm war eine normale Stromkurve zu sehen. Bei genauerer Befragung gab der Verletzte an, daß er seinen Beruf als Tischler wieder voll ausüben kann, daß er sich auch sonst nicht besonders behindert fühlt und daß er z. B. wieder genauso Skifahren kann wie vor dem Unfall. Es fiel ihm nur auf, daß er seit dem Unfall mehr schwitze. Beurteilung: Gewisse Beschwerden, die sich allein schon aus den Verklebungen des Sinus ergeben, sind meistens absolut glaubhaft. Interessant ist dieser Fall aber vor allem deshalb, weil im Elektrokardiogramm primär tatsächlich ein Herzschaden festgestellt wurde, der bei der Nachuntersuchung nicht mehr zu sehen war. Weiter ist dieser Fall ein Beweis dafür, daß bei sofortiger Punktion und sorgfältiger Nachbehandlung praktisch eine Restitutio ad integrum erreicht werden kann.

Fall 2: Ein 58-jähriger Mann (2376/56) war alkoholisiert mit seinem Moped gestürzt. Er kam mit Rippenserienfrakturen rechts, einem Hämatopneumothorax, einer leichten Gehirnerschütterung und einer Rißquetschwunde an der Stirne in lebensbedrohlichem Zustand in unsere Klinik. Nach Pleurapunktion erholte er sich, es kam aber in der Folge zu Temperaturanstiegen, ein Pleuraemphysem entstand jedoch nicht und der Patient konnte praktisch beschwerdefrei entlassen werden. Bei der Nachuntersuchung klagte er nun über Kurzatmigkeit und Beklemmungsgefühl, die sowohl bei Anstrengungen als auch in Ruhe auftreten. Er stehe wegen dieser Beschwerden auch in Behandlung. Die Inspektion ergab keine Besonderheiten, bei der Röntgenuntersuchung des Thorax zeigte sich das Zwerchfell tieferstehend und schlecht beweglich sowie ein Lungenemphysem. Der rechte Sinus war hinten obliteriert. An der 9. rechten Rippe waren noch alte Bruchstellen feststellbar, im übrigen kein auffälliger Befund. Das Herz zeigte klinisch und im Elektrokardiogramm keinen pathologischen Befund. Beurteilung: Auch bei diesem Patienten kann ein gewisser geringer Dauerschaden angenommen werden, seine Herzbeschwerden, die zwar im Elektrokardiogramm nicht verifiziert wurden, stehen wahrscheinlich mit dem Lungenemphysem in Verbindung, dieses ist aber sicher nicht als unfallbedingt zu bezeichnen.

5. Zusammenfassung

41,70% der Nachuntersuchten hatten keine Beschwerden (s. Abb. 55). In 19,22% der Fälle wurden leichte Beschwerden angegeben. 22,27% litten unter mittelstarken und 16,11% unter so starken Beschwerden, daß sie ihren Beruf wechseln mußten.

Eine Einteilung der Patienten nach der Schwere des Verletzungsgrades in bezug auf den primären Befund ergibt in einem hohen Prozentsatz eine starke Diskrepanz zwischen anzunehmenden und angegebenen Beschwerden.

Eine genaue Anamnese, besonders im Hinblick auf alle schon vor dem Unfall bestehenden Herz-, Kreislauf- und Lungenleiden ist zu erheben.

In vielen Fällen wurden die Herzbeschwerden auf den Unfall bezogen, obwohl sie schon vorher zu konstatieren gewesen sind. Dies entspricht dem natürlichen Kausalitätsbedürfnis des Menschen. Einen ähnlichen Umstand sehen wir in der Tatsache, daß scheinbar bei entschädigungspflichtigen Unfällen zumindest eine gewisse Tendenz zur Überschätzung der Beschwerden zustande kommt. Eine ausgeprägte Neurose, entstanden aus dem Unfallgeschehen, konnten wir allerdings bei keinem unserer Patienten feststellen (WHITE, s. S. 104). Meistens wird man mit den üblichen klinischen Untersuchungsmethoden, mit dem Röntgen und mit dem Elektrokardiogramm bei der Beurteilung auskommen. Nur für besonders schwierig gelagerte Fälle wären Lungenfunktionsprüfungen notwendig. Schwartenbildungen auch in geringem Ausmaße und in starken Verschiebungen geheilte Rippenfrakturen sind für bestimmte Beschwerden sicher verantwortlich zu machen. In manchen Fällen ist eine Schädigung des Herzens durch den Unfall entweder primär oder sekundär nicht auszuschließen.

E. Schlußfolgerung und Zusammenfassung

Die Bedeutung der Thoraxverletzungen im Rahmen aller Unfallstatistiken liegt weniger im Problem ihrer absoluten Häufigkeit als in der Tatsache begründet, daß sie bezüglich der Lebensgefährdung nach den Verletzungen des Kopfes an zweiter Stelle stehen. Wenn auch daran gedacht werden muß, daß fast jede schwere Thoraxverletzung mit anderen bedrohlichen Verletzungen kombiniert ist, so steht doch die Behinderung der Funktion der Atmung und der im Mediastinum liegenden lebenswichtigen Gebilde in der Regel zunächst im Vordergrund. So ist es auch mit Recht zum ersten Grundsatz jeder Soforthilfe geworden, die Atemwege freizuhalten bzw. frei zu machen und vor jeder anderen Maßnahme eine genügende Sauerstoffversorgung zu gewährleisten.

Die bisher vorliegenden Statistiken zu diesem Problem sind nun in erster Linie auf Grund von Landesstatistiken, Aufstellungen von Unfallgesellschaften sowie durch Erhebungen einzelner Krankenhäuser erstellt worden. Im allgemeinen muß man damit rechnen, daß z.B. der Begriff des Verkehrstodes auf Grund einer Thoraxverletzung auf diese Weise nur ungenügend erfaßt werden kann. Zumeist wird nicht auf das Problem eingegangen, wann der Tod wirklich eintrat. Selbstverständlich spielt es aber eine große Rolle, ob es sofort am Unfallort oder im weiteren Verlauf, etwa beim Transport bzw. später im Krankenhaus dazu kam. In weiterer Hinsicht ist zu bedenken, daß nicht jeder Verkehrstote autoptisch nach konkurrierenden Todesursachen untersucht und vor allem entsprechend in die statistischen Erhebungsblätter eingereiht wurde.

Aus diesen Gründen erschien es uns notwendig, auf das eigentliche Geschehen selbst zurückzugehen, d.h. auf Grund eines Materials von

317 Obduktionen und der eigenen Erfahrung bei 462 Verletzten die Grundlagen für Beurteilung, Prognose und Behandlung zu suchen. Nur so ist es möglich zu unterscheiden, ob für einen Todesfall im einzelnen der Tatbestand der Unvermeidlichkeit vorliegt, wie dies z. B. für die tot aufgefundenen Verletzten zutrifft oder aber ob im Rahmen medizinischer Denkmöglichkeiten der eine oder andere Verunfallte bessere Chancen gehabt hätte.

Im einzelnen ergab sich, daß von den nach oder mit Thoraxverletzungen 317 Verstorbenen insgesamt 119, also etwa ein Drittel entweder sofort tot waren (32,17%) oder tot aufgefunden wurden (5,36%). Für die restlichen zwei Drittel bestand selbstverständlich auch nur in einem gewiß geringen Prozentsatz eine Überlebenschance, zunächst auf Grund der Tatsache, daß sie beim Eintreffen eines Helfers noch gelebt haben.

Die hauptsächlichste Todesursache war in der Verblutung zu finden, der 36,60% erlagen, kombiniert mit cerebralen Schäden gingen weitere 23,70% zugrunde und an dritter Stelle stehen mehrfache konkurrierende Todesursachen bei kombinierten Verletzungen. Relativ selten konnte als einzige Todesursache Fettembolie (2,80%) festgestellt werden, sie war aber in mehr oder weniger ausgeprägter Form in 82,34% aller Obduktionsfälle zu finden.

Anders verhält es sich, wenn die zur klinischen Beobachtung gelangten Fälle in Betracht gezogen werden, also jene Verunglückten, die noch lebend das Krankenhaus erreichten. Von 462 Verletzten verstarben 57, das sind 12,30%. Nicht weniger als 33, also weit mehr als die Hälfte davon, erlag der Thoraxverletzung allein. Die Mitbeteiligung des Schädels lag hier mit 7 von 57 Fällen viel niedriger als dies bei den Obduktionsfällen zu beobachten war. Mit

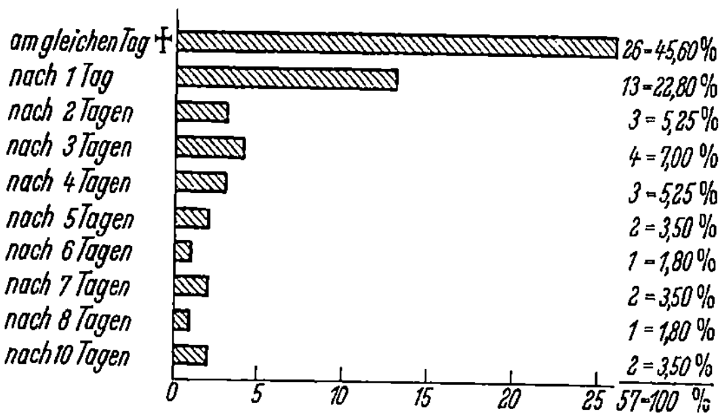

Abb. 56. Überlebenszeit. (Gesamtzahl 462)

Recht kann daher für die Thoraxverletzung, soweit sie zur klinischen Aufnahme kommt, eine besondere Gefährlichkeit gegenüber den anderen Verletzungen angenommen werden. Diese Tatsache erhärtet sich besonders aus der Zusammenstellung der Überlebenszeit unserer Thoraxverletzungen (s. Abb. 56). 26, das sind 45,60% aller Verstorbenen bzw. 5,63% aller lebend Eingelieferten, verstarben noch am Tag der Einlieferung. Für diese Verletzten gilt weitgehendst, was bei akuten traumatischen intrakraniellen Blutungen seit langem klinisches Allgemeingut geworden ist, daß nämlich rein abwartendes Beobachten nicht am Platz, sondern dringliche Therapie angebracht ist. Diese wird allerdings, wie noch zu zeigen ist, nicht unbedingt eine aktiv operative sein müssen.

Ein weiterer Umstand, der die Gefährlichkeit der Brustwandverletzungen im allgemeinen unterstreicht, ist im Ausmaß der Thoraxskeletverletzung zu suchen. Während beim Fehlen von Rippenfrakturen nur 1,80% aller unserer Verletzten verstarben, sind beim Vorliegen von Frakturen von zwei Rippen 7,90% verstorben, bei einseitigen Rippenserienfrakturen stieg die Mortalität bis 27% und bei beidseitigen Rippenserienfrakturen erreichte sie bereits 75%. In diesem Zusammenhang muß allerdings ein wesentlicher Gesichtspunkt im Auge behalten werden. Das Fehlen einer Rippenfraktur ist *bei Jugendlichen* durchaus nicht immer mit einer leichten Verletzung gleichzusetzen. Infolge der Elastizität der Brustwand können schwerste tödliche innere Verletzungen gesetzt worden sein. Daß diese Verletztengruppe im klinischen Beobachtungsgut mit nur sehr wenigen Fällen vertreten ist, hat seinen Grund darin, daß ein Großteil derartig Schwerverletzter (meist Herz- und Aortenruptur) das Krankenhaus nicht mehr lebend erreicht.

Die in Kürze und Auswahl hier niedergelegten Zahlen geben nun Anlaß zu gewissen therapeutischen Forderungen.

I. Maßnahmen am Unfallort

Die Grundforderung jeglichen Zeitverlustes zu vermeiden, widerspricht scheinbar mancher der jetzt so propagierten Richtlinien zur ersten Hilfe. Wenn die Verletzung als solche erkannt wurde, was entsprechend geschultem Personal nicht schwerfallen dürfte, sind als Sofortmaßnahmen nur zulässig:

1. Absaugen mit entsprechenden Geräten, die leider durchaus noch nicht überall vorhanden sind;

2. Wiederherstellung der Sauerstoffversorgung (Sauerstoffsonde, Mund-zu-Mund-Beatmung, Intubation). Keinesfalls sollen Methoden der Wiederbeatmung, die ein manuelles Zusammenpressen der Brustwand erfordern, angewendet werden;

3. Beseitigung eines eventuell vorliegenden lebensbedrohlichen Spannungspneumothorax durch Punktion und Absaugen der Luft (muß meist während des Transportes fortgesetzt werden), und Abdichten eines offenen Pneumothorax;

4. Schockbekämpfung durch Hebung des kolloid-osmotischen Druckes mittels möglichst hochmolekularer Infusionen.

Schon daraus ergibt sich die allerdings vielerorts noch utopische Forderung, daß jede Rettungsfahrt mit einem Arzt erfolgen soll. Sie wird noch durch die statistisch belegte Tatsache unterstrichen, daß es sich bei den schweren Thoraxverletzungen in vielen Fällen um kombinierte Verletzungen handelt.

II. Maßnahmen beim Transport

Ein Teil der obengenannten Maßnahmen muß beim Transport fortgesetzt werden oder soll sogar aus Dringlichkeitsgründen überhaupt erst im Rettungswagen erfolgen. Während der Fahrt selbst ist der Lagerung des Verletzten besondere Beachtung zu schenken. Insbesondere die Aspiration wird nicht selten erst durch die Beschleunigungs- und Bremsvorgänge des Wagens gefördert und kommt gelegentlich durch Erbrechen zustande, wenn bewußtlose Verletzte im Erwachen sind, also schon eine gewisse Zeit nach dem Unfall verstrichen ist. Seitenlagerung, als Forderung schon seit langem erhoben, ist gerade bei nichtbewußtlosen Brustkorbverletzten oft nur mit Mühe aufrechtzuerhalten, scheint aber eine prophylaktische Maßnahme von großer Bedeutung zu sein. Die seit langem bekannten Kreislaufkrisen, welche durch ungleichmäßiges Fahren infolge vieler Beschleunigungs- und Bremsvorgänge entstehen, lassen sich nie ganz vermeiden, müssen aber gerade bei Thoraxverletzten mit ihrer ohnedies schon hohen Kreislaufbelastung durch besonders gleichmäßiges und maßvolles Fahren möglichst gering gehalten werden.

Abschließend wäre noch zu bemerken, daß das aufnehmende Krankenhaus möglichst vorverständigt werden soll.

Die häufigsten Fehler, welche innerhalb der ersten Phase der Behandlung schwerer Thoraxverletzungen gemacht werden, sind:

Die Verabreichung von schmerzstillenden Drogen, bevor noch eine Mitbeteiligung des Bauches sicher ausgeschlossen wurde, Kollapstherapie mit blutdrucksteigernden Mitteln, ungenügende Versorgung bei Atembehinderung und immer wieder die Zeitvergeudung durch unzweckmäßige Maßnahmen, wie z.B. Entkleiden des Verletzten, langwierige Untersuchung, Verabreichen von Getränken und ähnliches. Hier sei auch ein mahnendes Wort an Polizei- und Gendarmerieorgane ausgesprochen, die schon manchen dringlichen Unfalltransport zum Zweck ihrer Erhebungen ungebührlich aufgehalten haben.

An dieser Stelle wäre noch auf eine Reihe von Transportproblemen einzugehen, doch genügt es zu diesem Punkt zusammenfassend zu erwähnen, daß Brustkorbverletzungen nicht allzu selten in ihrer Dringlichkeit unterschätzt werden. In vielen Fällen liegt tatsächlich primär scheinbar kein lebensbedrohliches Bild vor, immer wieder aber erlebt man, daß es später zu schwersten Komplikationen kommt.

III. Maßnahmen im Krankenhaus

Die Übernahme des Verletzten im Krankenhaus geschieht auf Grund unserer statistischen Zusammenstellungen zweifellos für einen Teil der Verletzten in hoffnungslosem Zustand. Daran sind, wie gezeigt werden konnte, teils die absolut tödlichen Nebenverletzungen, in der Hauptsache aber die schwersten Zerreißungen der Thoraxorgane und -gefäße schuld.

Die Sofortmaßnahmen im Krankenhaus werden weitgehendst davon abhängen, wie weit die oben angeführte Versorgung des Patienten schon zur Durchführung kam, ansonsten muß zunächst nach den bereits ausgeführten Gesichtspunkten gehandelt werden. Wenn ein akut lebensbedrohlicher Zustand vorliegt, darf auch hier keine Zeit mit allzu genauen Untersuchungen verlorengehen.

1. Schockbekämpfung

Unserer Erfahrung nach ist der Fettembolie eine führende Rolle im ganzen Schockgeschehen der Thoraxtraumen zuzuschreiben. Sie spielt auch für später auftretende Lungenkomplikationen eine besondere Rolle. Da bisher kein sicher wirkendes Mittel zur Bekämpfung der Fettembolie bekannt ist, andererseits aber die Aufrechterhaltung eines dauernd gut funktionierenden Kreislaufes als Prophylaxe gegen die Fettembolie nicht geleugnet werden kann, muß der Schockbekämpfung ein besonderes Augenmerk geschenkt werden.

2. Schmerzbekämpfung

Diese stellt nicht nur einen Teil der Schockbekämpfung dar, sondern ist auch ein wirksames Mittel gegen die posttraumatisch auftretende Verschleimung des Bronchialbaumes, da die Patienten in ihrer Atmung nicht behindert bleiben und ohne Schmerz zum Aushusten zu bringen sind. Sie erfährt am Anfang nur insofern eine Einschränkung, als vor der Verabreichung schmerzstillender Drogen etwa gleichzeitig vorliegende abdominelle Verletzungen ausgeschlossen werden müssen (im klinischen Verletztengut in 14,05% der Fälle).

3. Die Blutung

Wenn Verdrängungserscheinungen bestehen, muß sofort abpunktiert werden. Falls es massiv nachblutet, darf mit der Thorakotomie nicht mehr zugewartet werden. Meist handelt es sich um arterielle Blutungen aus Thoraxgefäßen. Ein eigenes Kapitel stellen dabei die Aortenrupturen dar. Wir fanden sie in unserem Obduktionsmaterial immerhin bei 39 Fällen (12,30%), 10 davon waren noch lebend in ein Krankenhaus eingeliefert worden. Wenn auch einige davon schon auf Grund schwerer Nebenverletzungen keine Überlebenschance gehabt hätten, so drängt sich hier doch ein wenig bearbeitetes Feld der dringlichen Thoraxchirurgie auf. Hier muß allerdings erwähnt werden, daß z.B. KLASSEN erst nach 17 vergeblichen Operationen einen 18. Fall durchgebracht hat. Zumindest sollte die Diagnostik der Aortenruptur allgemein bekannt sein. Es ist zur Diskussion zu stellen, ob nicht beim Vorliegen einer solchen Verletzung überall nur ein einziges möglichst nahegelegenes und für jeden Bezirk bekanntes thorax-chirurgisches Zentrum auf raschestem Weg aufgesucht werden sollte. Nur so dürfte sich die Prognose derartiger Patienten entscheidend bessern lassen.

4. Der Spannungspneumothorax

Auf diesen lebensbedrohlichen Zustand wurde schon mehrfach hingewiesen. Meist entlastet sich das so gefährliche Mediastinalemphysem zuerst in die Haut, besonders der Halsgegend. Wenn trotz Punktion,

Absaugen des Spannungspneumothorax, eventuell mit einer Pumpe, keine Besserung des Zustandes eintritt, so ist auch hier die Indikation zur dringlichen Thorakotomie gegeben, da mit Sicherheit ein großer Luftweg verletzt wurde.

5. Äußerer offener Pneumothorax

Eine gewisse Gefahr der Unterschätzung kleiner Wunden liegt darin, daß nicht allzu selten kleinere Wunden im Bereich des Thorax diesen wohl primär eröffnet haben, daß es aber kurz darnach durch Blutgerinsel oder Verschiebung der Thoraxwandschichten zum Verschluß gekommen ist. Die Therapie dieser Verletzungsart, nämlich der sofortige luftdichte Verschluß, ist hinlänglich bekannt.

6. Nebenverletzungen

Sie wurden im Rahmen der statistischen Analyse eingehend besprochen, hier erübrigt sich deshalb eine besondere Diskussion. Noch einmal soll aber die allgemeine Tatsache erwähnt werden, daß beim Vorliegen multipler und kombinierter Verletzungen leicht die eine oder andere Verletzung übersehen und daß z. B. eine Bewußtlosigkeit falsch gedeutet werden kann.

7. Tracheotomie

In besonders schweren Fällen wird dieser Eingriff schon als Erstmaßnahme notwendig sein. Dies trifft vor allem beim Vorliegen eines Mediastinalemphysems zu, da es gerade dann wichtig erscheint, daß der Totraum bei der Atmung verkleinert und die Sauerstoffzufuhr zur verbliebenen Atemfläche erhöht wird. Die Tracheotomie ist auch eine Art Sicherheitsventil gegen einen eventuell auftretenden Glottiskrampf und eine vorbeugende Maßnahme gegen die Verschleimung des Bronchialbaumes. Dadurch wird die weitere Pflege des schwerst Thoraxverletzten erleichtert. Allgemein gesprochen soll man also mit der Tracheotomie nicht zu lange warten.

8. Elektrokardiogramm

Aus den in der Arbeit dargelegten Gründen soll möglichst schon bei der Erstbehandlung diese Untersuchungsmethode angewandt werden.

9. Weitere Betreuung des Thoraxverletzten auf der Station

Da die wichtigsten Punkte in vorliegender Arbeit schon erwähnt wurden, folgt hier nur eine kurze Zusammenfassung:

Im Vordergrund stehen die sorgfältige Beobachtung und Betreuung des Verletzten. Je nach seinem Zustand müssen Puls, Blutdruck und Atmung im Auge behalten werden. Die Ursache auftretender Kreislaufkrisen muß sofort behoben werden. Eine möglichst freie Atmung muß gewährleistet sein. (Schmerzbekämpfung nicht durch Opiate, da diese auf das Atemzentrum lähmend wirken, bei schwersten Brustwandbrüchen Intercostalnervenblockade und eventuell operative Ruhigstellung). Zur Reinigung des Bronchialbaumes kommt zuerst die Selbstreinigung mittels

Expektorantien in Frage, und wenn dies nicht möglich ist, Absaugen durch die Nase oder Trachealkanüle. Falls notwendig, Sauerstoffzufuhr, wobei möglichst bald Pausen einzulegen sind. Bei Verdacht auf zunehmende Blutung oder Verdrängungserscheinungen des Mittelfelles sind häufige Röntgenkontrollen und dementsprechende Punktionen oder Drainagen notwendig. Auch sekundär kann hier, allerdings selten, eine Thorakotomie notwendig sein. Bei schweren Thoraxverletzungen kommt es oft zu einem mehr oder weniger starken paralytischen Ileus. Auch muß man daran denken, daß durch Absaugen des Mageninhaltes (Einlegen eines Magenschlauches) die Atmung gebessert werden kann.

Nicht nur Bronchitiden, sondern auch Pneumonien muß man durch möglichst frühzeitiges Heraussetzen des Verletzten, durch Atemgymnastik und Antibiotica zu vermeiden suchen. Auch die nicht zu selten auftretenden Einschränkungen der Schulterbeweglichkeit nach Rippenserienfrakturen können durch heilgymnastische Behandlung vermieden werden.

Ein weiterer Abschnitt unserer Untersuchung wurde den Nachkontrollen gewidmet, welche bei insgesamt 405 überlebenden Verletzten in 211 Fällen möglich waren. Beschwerdefreiheit ergab sich bei 41,70% der Patienten, dabei war jedoch kein signifikanter Zusammenhang zwischen Schwere des erlittenen Traumas und endgültigem Beurteilungsergebnis zu finden. Die gleiche Tatsache ließ sich auch bei den 22,27% der Nachuntersuchten, die unter mittelstarken Beschwerden litten, und bei den 16,11% aller jener Patienten, die auf Grund ihrer Verletzungsfolgen den Beruf hatten wechseln müssen, nachweisen. Auch bei diesen beiden Gruppen waren leichte und schwere Traumen in durchaus uncharakteristischer Weise vertreten. Auf den primären Befund bezogen ergibt sich demnach in einem hohen Prozentsatz eine starke Diskrepanz zwischen anzunehmenden und tatsächlich angegebenen Beschwerden. Auf die Fragestellung, inwieweit an diesem Umstand schon vor dem Unfall vorhandene Herz-, Kreislauf- oder Lungenschäden schuld sind oder ob es sich im Einzelfall um Neurosen, gegebenenfalls Rentenbegehren und ähnliches handelte, ist jeweils näher einzugehen gewesen. Eine gewisse, wenn auch nicht zu überschätzende Rolle, spielt bei der Entscheidung dieser Frage die frühzeitige und wiederholte Elektrokardiogramm-Kontrolle. Besonders im Rahmen der Begutachtung sind derartige Befunde von Wert.

In vorliegender Arbeit wurde versucht, Hinweise für eine raschere Diagnostik zu geben und Fehlbewertungen auszuschließen. Nur durch eine retrospektive Analyse unseres Obduktions- und Verletztengutes kann für die Zukunft manche Indikationsstellung erleichtert werden. So können neue Wege gefunden werden, um vielleicht doch noch den einen oder anderen Verletzten dem Leben zu erhalten. Dessenungeachtet wird aber das Schicksal der meisten Thoraxverletzten weniger von irgendwelchen großen operativen, um nicht zu sagen, heroischen Eingriffen abhängen, sondern es werden immer die richtige Einschätzung (und nicht Unterschätzung) der Dringlichkeit, die daraus resultierenden Sofortmaßnahmen und vor allem aber die dauernde sowie sorgfältige Beobachtung und Betreuung des Verletzten an erster Stelle stehen.

Literatur

ALDERSON: zit. nach F. I. POWELL.

AMANN, A., I. BOLZE und H. SCHÄFER: Schr. dtsch. akad. Luftfahrtforsch. 1944.

AVERY, E., J. R. HEAD, Th. R. HUDSON and R. J. BENNETT: The treatment of crushing-injuries to the chest. Amer. J. Surg. **93**, 540—549 (1957).

BARTELS, H., E. BÜCHERL, C. W. HERTZ, G. RODEWALD u. M. SCHWAB: Lungenfunktionsprüfungen. Berlin-Göttingen-Heidelberg: Springer 1959.

BAUER, K. H.: Verkehrsunfälle — ein tragischer Tribut an den Triumph der Technik. Ciba-Symposium **5**, 5, 148—161 (1957).

BEELER, E.: Beitrag zur Frage des Herzschadens nach stumpfer Gewalteinwirkung. (Untersuchung an 100 Fällen aus dem Verletztengut der SUVA.) Arch. Kreisl.-Forsch. **27**, 2 6—288 (1957).

BENZINGER, Th.: German Aviation Medicine, World war II, Vol. II, Department of the airforce, p. 1225. Washington 1950.

BIERMER, A.: Über Pneumothorax, Schweiz. Z. Heilk. **2**, 146 (1863).

BLASCHKE, B.: Isolierte Fraktur der 1. Rippe. Fortschr. Röntgenstr. **89**, 459—467 (1958).

BUCHNER, H., u. D. KRONBERGER: Erfahrungen mit stumpfen Thoraxverletzungen. Chirurg **30**, 483—487 (1959).

—, u. W. SCHABERL: Fettembolie bei Verkehrsunfällen. Wien. med. Wschr. **109**, 936—939 (1959).

BURBANK, C. B., W. H. FALOR and H. W. JONES: Three hundred seventy-four acute war wounds of the thorax. Surgery **21**, 730 (1947).

CARRARA: zit. nach R. STICH.

CIRENEI, A.: Verletzungen des Thorax (klinische und experimentelle Bemerkungen). Chir. gen. (Perugia) **6**, 5—21 (1957).

COLEMAN, F. P., and C. L. COLEMAN: Fracture of ribs — A logical treatment. Surg. **90**, 129—134 (1950).

COURNAND: zit. nach R. ZENKER.

COURTOIS: zit. nach H. MAJOR (Handbuch der Thoraxchirurgie).

CRUTCHER, R. and T. M. NOLEN: Traumatischer Pneumo-Thorax ohne Rippenfraktur. J. thorac. Surg. **29**, 621—625 (1955).

— — Multiple rib fracture with instability of chest wall. J. thorac. Surg. **32**, 15 bis 21 (1956).

DE WITT C. DAUGHTRY: Management of non penetrating thoracic injuries. Amer. Surg. **23**, 462—474 (1957).

— —Traumatische Torsionen der Lunge. New Engl. J. Med. **256**, 385—388 (1957).

DAWSON, M.: Traumatic bronchial rupture with plastic repair. New Engl. J. Med. **258**, 160—164 (1958).

DEBRUNNER, W.: Beitrag zur Morphologie, Physiologie und Klinik des menschlichen Herzbeutels. Langenbecks Arch. klin. Chir. **285**, 239—257 (1957).

DERRA, E.: Traumatische Schäden des Herzens und seines Beutels, in Handbuch der Thoraxchirurgie. Bd. II, S. 1043—1107. Berlin-Göttingen-Heidelberg: Springer 1959.

— Die Traumatologie des Herzens im Gesichtswinkel der Chirurgie. Langenbecks Arch. klin. Chir. **282**, 313 (1954).

DESAGA, H.: German Aviation Medicine, World War II. Vol. II, Department of the airforce, p. 1274 (1950).

DESFORGES, G.: Traumatische Zwerchfellruptur, klinische Symptomatik und chirurgische Behandlung. J. thorac. Surg. **34**, 779—799 (1957).

DONOVAN, Th. J.: zit. nach M. A. ZEHNDER.

DRINKER u. WARREN: zit. nach R. ZENKER.

DUMONT, A.: Die Erstbehandlung der Brustkorbverletzungen bei Straßenunfällen. Acta ortop. belg. **24**, Suppl. 2, 55—96 (1958).

ECKMAN, W. G., B. N. ROSENBERG and E. B. GALL: Traumatische Bronchusruptur. Ann. Surg. **143**, 89—105 (1956).

ENIG, R., and E. RUD: Traumatic heart lesions. Acta med. scand. **146**, 393—410 (1953).

FLACH: zit. nach R. STICH.

FLEISCHNER, F.: Atelektase und Kollaps der Lunge. Fortschr. Röntgenstr. **53**, 607 (1936).

— Über das Wesen der basalen horizontalen Schattenstreifen im Lungenfeld. Wien. Arch. inn. Med. **28**, 461 (1936).

FONTANA, Ch., u. LACHMUND: Der posttraumatische Lungenkollaps. Z. Unfallmed. Berufskr. **48**, 276—310 (1955).

FORESEE, J. H., and H. A. BLAKE: Surg. Clin. N. Amer. **38**, 1545—1555 (1958); außerdem zit. nach M. A. ZEHNDER.

FOWLER, A. W.: Traumatische Ruptur eines Hauptbronchus. Brit. Med. J. **1955**, 85—86.

FRANTZ, D.: Über die Behandlung doppelseitiger Rippenfrakturen mittels einer Extension am Sternum. Zbl. Chirurgie **83**, 1773—1779 (1958).

GARRÈ:, C.: Pneumothorax, III. Internat. Chirurgenkongr. Brüssel 1911, Ref. Münch. med. Wschr. 1911, 2360.

— Die chirurgische Behandlung der Lungenkrankheiten. Mitt. Grenzgeb. Med. Chir. **9**, 322 (1902).

GERINGER: Über Commotio und Contusio cordis nach Sturz aus großer Höhe. Wien. med. Wschr. **1956**, 952—954.

GOORWITCH, J.: Traumatischer Chylothorax und Ligatur des Ductus thoracicus, (Bericht über einen Fall und Literaturübersicht). J. thorac. Surg. **29**, 467—479 (1955).

GRIFFITH, J.: Über Bronchusfraktur. Thorax **4**, 105 (1949).

GRÄFF, S.: Tod im Luftangriff. Hamburg: Nölke 1948.

GROSSE-BROCKHOFF, F.: Herztraumen durch stumpfe Gewalteinwirkung. Langenbecks Arch. klin. Chir. **282**, 300—313 (1955).

HADORN, W.: Z. Unfallmed. Berufskr. **34**, 156—163 (1940).

—, u. A. TILLMANN: Z. Kreisl.-Forsch. **28**, 185 (1936).

HALE, H. W., and J. W. MARTIN: Myocardialkontusion. Amer. J. Surg. **93**, 558 bis 564 (1957).

HALLERMANN, W.: Verletzungen des Herzens und der großen Gefäße durch stumpfe Gewalt. Dtsch. Z. ges. gerichtl. Med. **24**, 176—180 (1935).

HANIEL: zit. nach R. ZENKER.

HARTLEY: zit. nach F. I. POWELL.

HASCHE, E.: Die Traumatische Bronchusruptur. Thoraxchirurgie **1**, 357—365 (1953).

HEDINGER, C. H.: Beiträge zur pathologischen Anatomie der Commotio und Contusio cordis. Cardiologia (Basel) **8**, 1 (1944).

HELMER, H., u. G. SALEM: Die Verletzungen des Zwerchfelles. Chir. Praxis **1959**, 211—216.

HENSCHEN, C.: Die postoperativen Pneumopathien. Schweiz. med. Wschr. **1933**, 1037

HEROY, W. W., and F. C. EGGLESTON: A method of skeletal traction applied through the sternum in "steering wheel" injury of the chest. Ann. Surg. **133**, 135—138 (1951).

HOLDER, E.: Beitrag zur späten Rekonstruktion der Bronchusruptur. Langenbecks Arch. klin. Chir. **293**, 635—644 (1960).

HOLZER, F. J.: Pers. Mitt.

HUBER, P.: Über die Fraktur der 1. Rippe. Langenbecks Arch. klin. Chir. **179**, 280—289 (1934).

ISELIN, H.: Von den Verletzungen des Zwerchfelles und ihren Folgen. Dtsch. Z. Chir. **88**, 150 (1907).

JAY, J. B., and S. W. FRENCH III: Über traumatische Ruptur der Brustschlagader. Arch. Surg. **68**, 657—662 (1954).

JÄGER, F. Über Zwerchfellbrüche. Langenbecks Arch. klin. Chir. **197**, 511 (1940).

JEHN, W.: Klinisches und experimentelles über das Mediastinalemphysem, 42. Tagg. Dtsch. Ges. Chir. Berlin 1925.

JEHN, W., u. R. NISSEN: Pathologie und Klinik des Mediastinalemphysems. Dtsch. Z. Chir. **206**, 221 (1927).

JENSEN, N.: Wiederherstellung der Lungenfunktion nach Brustkorbquetschung. Dis. Chest **22**, 319 (1952); außerdem zit. nach R. ZENKER.

JOHNSTON: zit. nach R. ZENKER, Röntgenologische Lagebestimmung von Fremdkörpern. Zbl. Chir. **72**, 858—1097 (1947).

JENKINS, S. A.: Spontaneous fractures of both first ribs. J. Bone Surg. **34-B**, 9—13 (1952).

KAULBACH, W.: Rippenfraktur und traumatische Pericarditis,EKG-Veränderungen. Chirurg **28**, 107—111 (1957).

— Wie läßt sich die Commotio und Contusio cordis klinisch fassen ? Ärztl. Wschr. **13**, 493—495 (1958).

—, u. F. GÓMEZ-FERRER: Thoraxverletzungen im Alter. Langenbecks Arch. klin. Chir. **285**, 581—590 (1957).

KIRKPATRIK, E. R. G.: Case of traumatic avulsion of main-stem bronchus from its lung, treated by immediate pneumonectomy. Brit. J. Surg. **37**, 362. (1949/50).

KOLESOV, A. P.: Rupture of bronchi. Vestn. Chir. **82**, Nr. 1, 47—55 mit engl. Zus.fass. (1959); zit. Zentralorgan für Chirurgie 159/47.

KLASSEN, K.: zit. nach E. PASSARO and W. G. PACE, Surgery **46**, 787 (1959).

KOSS, F., u. H. REITTER: Frische Zwerchfellverletzungen, in Handbuch der Thoraxchirurgie, Bd. II, S. 218—222. Berlin-Göttingen-Heidelberg: Springer 1959.

KRAUSS, H.: Handbuch der Thoraxchirurgie, Bd. II, S. 24—32. Berlin-Göttingen-Heidelberg: Springer 1959.

KREMER, K.: Verletzungen der thoracalen Aorta. Klin. Med. (Wien) **17**, 90—95 (1962).

KRONENBERGER, F. L.: Stress fracture of the first rib occuring in two sisters. Brit. J. Tuberc. **51**, 255—257 (1957).

KRÖNKE, E.: Zur Pathophysiologie der Fettembolie. Langenbecks Arch. klin. Chir. **287**, 681—683 (1957).

KÜLBS: Lunge und Trauma. Arch. exp. Path. Pharmak. **62**, 39 (1910).

KÜMMERLE, F.: Zur Inkarzeration traumatischer Zwerchfellhernien. Zbl. Chir. **78**, 496 (1953).

— Traumatische Zwerchfellbrüche bei stumpfen und offenen Brustkorbtraumen. Langenbecks Arch. klin. Chir. **284**, 190 (1956).

—, u. J. KLÖSS: Rechtsseitige traumatische Zwerchfellverletzungen mit Leberprolaps. Thoraxchirurgie **5**, 150—159 (1957).

LANE, A.: Brit. med. J. 1887; zit. nach F. I. POWELL.

LEZIUS, A.: Diskussionsbemerkung. Zbl. Chir. **1937**, 2477; zit. nach H. MAJOR.

LIARAS, H.: Zwei Fälle von traumatischer Zerreißung der Stammbronchien. Mém. Acad. Chir. **82**, 117—123 (1956).

LICHTENHEIM, L.: Versuche über Lungenatelektase. Arch. exper. Path. **10**, 54 (1879).

LÖHR, B.: Thoraxverletzungen als Ursache ernster Regulationsstörungen des kleinen Kreislaufes. Langenbecks Arch. klin. Chir. **284**, 174—177 (1956).

—, u. E. SODER: Über das Kontusionssyndrom und die funktionellen Spätschäden nach stumpfen Thoraxtraumen. Langenbecks Arch. klin. Chir. **281**, 10—17 (1955).

MAJOR, H.: Der posttraumatische Lungenkollaps. Langenbecks Arch. klin. Chir. **284**, 177—180 (1956)

— Verletzungen der Lunge, in Handbuch der Thoraxchirurgie. Bd. III, S. 14—72. Berlin-Göttingen-Heidelberg: Springer 1958.

MEESSEN, H.: Pathologisch-anatomische Befunde bei Herztraumen. Langenbecks Arch. klin. Chir. **282**, 288—294 (1956).

MEGUSCHER, A.: Über traumatische Herzschäden. Wien. klin. Wschr. 1952, 604 bis 605.

MILANI, U.: Das Schmerzsyndrom bei Verletzung der Thoraxwand. Chir. gen (Perugia) 6, 22—29 (1957).

—, u. E. ALATI: Studien über die Physiopathologie des traumatisierten Thorax. Das Parietal-Schmerzsyndrom. Arch. Chir. Thorace 14, 751—769 (1957).

MILLIGAN, E. T. C., and R. E. FORD: Brit. med. J. 1921 I, 191.

MINNE, J.: Rév. Orthop. 19 (1932).

MOSER, H., u. P. WURNIG: Probleme der Therapie bei Fettembolie. Wien. klin. Wschr. 1954, 364—368.

MÜLLER, K. L.: Stichverletzung des Herzens durch geschlossenen Rippenbruch. Wien. med. Wschr. 1950, 422—425.

NATHER u. SUSANI: zit. nach R. STICH.

NAUNYN: zit. nach R. STICH.

NISSEN, R.: Kreislaufwirkung umschriebener Drucksteigerung im Mittelfellraum. Dtsch. Z. Chir. 208, 59 (1928).

— Die chirurgische Behandlung des bedrohlichen Mediastinalemphysems. Zbl. Chir. 1930, 1023.

— Der massive Lungenkollaps. Langenbecks Arch. klin. Chir. 167, 567 (1931).

— Speiseröhre, Verletzungen, in Handbuch der Thoraxchirurgie. Bd. III, S. 913. Berlin-Göttingen-Heidelberg: Springer 1958.

— Herztrauma (Herztamponade, "Commotio cordis"). Dtsch. med. J. 1956, 265 bis 267.

NORDMANN, M.: Zur Praxis und Theorie der Commotio cordis. Z. Kreisl-Forsch. 34, 361—380 (1942).

NORLIN, U. A. T.: Traumatische Ruptur der Hauptbronchien. Acta radiol. (Stockholm) 43, 305—309 (1955).

PALMER: zit. nach R. NISSEN (Handbuch der Thoraxchirurgie).

PARMLEY, L. F., W. C. MANION and T. W. MATTINGLY: Non penetrating traumatic injury of the heart. Circulation 18, 371—396 (1958).

PASSARO, E., and W. G. PACE: Traumatic rupture of the aorta. Surgery 46, 787 bis 791 (1959).

PASTEUR, W.: Active lobar collaps of the lung after abdominal operations. Lancet 1910 II, 1080.

— Massive collaps of the lung. Brit. J. Surg. 1914, 547.

PAULSON, D. L.: Traumatic bronchial rupture with plastic repair. J. thorac. Surg. 22, 636—645 (1956).

PETERS, R. M., W. E. LORING and W. H. SPRUNT: Traumatic rupture of the bronchus. Ann. Surg. 148, 871—884 (1958).

PETRÉN, G.: Ein Fall von traumatischer Oesophagusruptur nebst Bemerkungen über die Entstehung der Oesophagusrupturen. Bruns' Beitr. klin. Chir. 61, 265 (1909).

— Noch ein Fall von Oesophagusruptur. Bruns' Beitr. klin. Chir. 146, 547 (1929).

POWELL, F. I.: Fracture of the first rib. Its occurence and clinical diagnosis. Brit. med. J. 1950 I, 282—285.

PRATT, G. H.: Cardio-vascular Surgery. Philadelphia: Lea and Febiger 1954.

PRINSTL, K.: Beitrag zur Entstehung einer sogenannten Lungenhernie. Chirurg 26, 107—110 (1955).

PUPPE: zit. nach R. STICH.

RAZEMON, P., u. Ch. GERNEZ-RIEUX: 15 Monate alte Ruptur des linken Hauptbronchus. Mém. Acad. Chir. 82, 724—732 (1956).

RONNEN, J. R. VON: Spontaneus fractures of ribs. Arch. Chir. neerl. 8, 251—263 (1956).

ROSSIER, P. H., A. BÜHLMANN u. K. WIESINGER: Physiologie und Pathophysiologie der Atmung. Berlin-Göttingen-Heidelberg: Springer 1958.

RÖSSLE, K.: German aviation medicine, World War II. Vol. II, Department of the Air-force, p. 1260 (1950).

RÖSSLE, R.: Ursachen und Folgen der arteriellen Luftembolie des großen Kreislaufes. Virchows Arch. path. Anat. 314, 511 (1947).

SALEM, G.: Beitrag zur Therapie der penetrierenden und perforierenden Herzverletzungen. Wien. klin. Wschr. 1952, 799—802.
— zit. nach H. MAJOR (Handbuch der Thoraxchirurgie).
SAUERBRUCH, F.: Die Bedeutung des Mediastinalemphysems in der Pathologie des Spannungspneumothorax. Bruns' Beitr. klin. Chir. 60, 450 (1908).
— Die Chirurgie des Mediastinums. Zbl. Chir. 1931, 1010.
SCHÄFER, H.: Über die Sensibilität von Herz- und Skeletmuskeln und ihre klinische Bedeutung. Klin. Wschr. 1943, 553.
SCHLOMKA, G.: Commotio cordis. Klin. Wschr. 1933, 1677.
— Commotio cordis und ihre Folgen: Ergebn. inn. Med. Kinderheilk. 47, 1 (1934).
— Experimentelle Untersuchungen über den Einfluß stumpfer Brustkorbtraumen auf das Herz. Z. ges. exp. Med. 92, 552 (1934); 93, 751 (1934).
SCHÖNBERG: Bronchialrupturen bei Thoraxkompression. Berl. klin. Wschr. 1912, 2218.
SCHRÖDER, G.: Traumatische Bronchusruptur. Fortschr. Röntgenstr. 81, 680—682 (1954).
SHEEHY, J. L., and A. R. HOPEMAN: Bronchusruptur. Laryngoskope (St. Louis) 65, 973—981 (1955).
SKALA, O.: Vollständige Abquetschung des Herzens durch Einwirkung stumpfer Gewalt gegen den Brustkorb. Beitr. gerichtl. Med. XXI, 67—69. Wien: Franz Deuticke.
SPATH, F.: Chirurgie des Zwerchfells. Langenbecks Arch. klin. Chir. 282, 341 bis 357 (1955).
— Pneumothorax, Hämatothorax. in Handbuch der Thoraxchirurgie. Bd. II, S. 91 bis 99. Berlin-Göttingen-Heidelberg: Springer 1959.
SENNING, A.: zit. nach M. A. ZEHNDER.
STEFFENS: Verletzungen der Lunge und des Brustkorbs. Stuttgart: Georg Thieme 1951.
STEINER, H.: Das Spätschicksal der Leberverletzungen. Mschr. Unfallheilk. 65, 127 bis 131 (1962).
STERN: Traumatische Entstehung innerer Erkrankungen. 3. Aufl. Jena 1930.
STICH, R.: Die klinische Bedeutung der Fettembolie. Langenbecks Arch. klin. Chir. 287, 669—677 (1957).
STOPPEL: zit. nach P. HUBER.
STÖRMER, H.: zit. nach LÖHR. (Handbuch der Unfallheilkunde. Bd. IV, 1934).
STRUPPLER: zit. nach R. STICH.
STURM, A.: Klinische Pathologie der Lunge. Stuttgart: Wissenschaftl. Verlagsgesellschaft 1948.
TANEW, N.: Isolierte Fraktur der 1. Rippe und ihr Entstehungsmechanismus. Klin. Med. (Wien) 5, 263—267 (1950).
TRÜB, P.: Lungenentzündung und Arbeitsunfall. Mschr. Unfallheilk. 53, 193 (1950).
VALLE, A. R.: Management of war wounds of the chest. J. thorac. Surg. 24, 457 (1952).
VILLINGER, R.: Verletzungen des Ductus thoracicus bei Eingriffen am Sympathicus. Chirurg 24, 224—226 (1953).
VOLKMANN: zit. nach K. PRINSTL.
VOSSCHULTE, K.: Die Spontanperforation des Oesophagus. Langenbecks Arch. klin. Chir. 284, 184—186 (1956).
— Verletzung des Mediastinums. in Handbuch der Thoraxchirurgie. Bd. III, S. 761 bis 769. Berlin-Göttingen-Heidelberg: Springer 1958.
WAHL, E.: Wien. klin. Wschr. 1926, 1213, zit. nach P. HUBER.
WEBB, A.: Pathol. Indica Calcutta 1848, zit. nach H. MAJOR.
WEBER, W.: Der akute offene Thorax im Frieden. Langenbecks Arch. klin. Chir. 284, 170—174 (1956).
— Die Verletzungen des Mediastinum. Langenbecks Arch. klin. Chir. 287, 192 bis 195 (1957).
— Die Verletzungen des Mediastinum. Langenbecks Arch. klin. Chir. 293, 167 bis 224 (1959).

Wenzl, M.: Intrathoracale Trachealruptur. Langenbecks Arch. klin. Chir. 284, 186—187 (1956).
— Über stumpfe Verletzung der großen Luftwege. Wien. klin. Wschr. 1956, 353 bis 354.
White, P. D., and R. E. Glendy: Trauma and Disease. Philadelphia: L. Brahdy & S. Kahn 1950 (zit. nach F. Grosse-Brockhoff).
Wilson, J. L.: Hamoptöe bei Tuberkulose mit anschließender massiver Lungenatelektase. Amer. Rev. Tuberc. 19, 310 (1929) [zit. nach H. Major].
Wood: zit. nach R. Zenker.
Zehnder, M. A.: Symtomatologie und Verlauf der Aortenruptur bei geschlossener Thoraxverletzung an Hand von 12 Fällen. Thoraxchirurgie 8, 1—46 (1960).
Zenker, R.: Die geschlossenen und offenen Verletzungen der Lunge und des Brustfelles. Langenbecks Arch. klin. Chir. 284, 152—170 (1956).
Zettel, J. Lungenentzündung und Arbeitsunfall. Mschr. Unfallheilk. 54, 218 (1951).
Zukschwerdt, L.: Der traumatische Lungenkollaps. Zbl. Chir. 1940, 307.
—, u. A. Lezius: Der postoperative massive Lungenkollaps. Chirurg 10, 347 (1938).

Hefte zur Unfallheilkunde

Zuletzt erschienen:

Heft 70: Symphysenzerreißungen. Erfahrungen an 76 Fällen. Von Dr. J. POIGENFÜRST, Arbeitsunfallkrankenhaus Wien XX der AUVA (Leiter: Professor Dr. L. BÖHLER). Mit einem Geleitwort von Professor Dr. LORENZ BÖHLER. Mit 34 Abbildungen. VI, 46 Seiten Gr.-8°. 1962.   DM 14,80

Heft 71: Verhandlungen der Deutschen Gesellschaft für Unfallheilkunde, Versicherungs-, Versorgungs- und Verkehrsmedizin. XXV. Tagung vom 15. bis 17. Mai 1961 in Garmisch-Partenkirchen. Im Auftrage des Vorstandes herausgegeben von Professor Dr. R. HERGET, Essen. Mit 48 Abbildungen. IV, 268 Seiten Gr.-8°. 1962.   DM 48,—

Heft 72: Die Bedeutung der Individual- und Artspezifität der Gewebe für die freie Knochen-überpflanzung. Von Privatdozent Dr. W. AXHAUSEN, Chirurgische Klinik der Universität des Saarlandes, Homburg (Direktor: Prof. Dr. H. LÜDEKE). Mit 52 Abbildungen. VI, 117 Seiten Gr.-8°. 1962.   DM 36,80

Heft 73: Experimentelle Untersuchungen zur Pathologie und Verhütung der posttrauma-tischen Sehnenverwachsung. Vom Privatdozent Dr. H. MITTELMEIER, Orthopädische Klinik und Poliklinik der Freien Universität Berlin (Direktor: Prof. Dr. A. N. WITT). Mit 30 Abbildungen. VI, 86 Seiten Gr.-8°. 1963.   DM 28,—

Heft 74: Die Stanzverletzungen. Entstehung, Behandlung, Verhütung. Von Professor Dr. W. SCHINK und Dr. H. P. SCHÄFER, Chirurgische Universitäts-Klinik München (Direktor: Prof. Dr. R. ZENKER). Mit 33 Abbildungen. VI, 57 Seiten Gr.-8°. 1963.   DM 18,60

Heft 75: Verhandlungen der Deutschen Gesellschaft für Unfallheilkunde, Versicherungs-, Versorgungs- und Verkehrsmedizin e. V. XXVI. Tagung vom 4. bis 7. Juni 1962 in Bad Godesberg. Im Auftrag des Vorstandes herausgegeben von Prof. Dr. R. HERGET, Essen. Mit 70 Abbildungen. X, 274 Seiten Gr.-8°. 1963.   DM 52,60

Heft 76: Mechanik und Pathomorphologie der Hirnschäden nach stumpfer Gewalteinwirkung auf den Schädel. Von Dr. K. SELLIER, Institut für Gerichtliche Medizin der Universität Bonn (Direktor: Prof. Dr. H. ELBEL), und Privatdozent Dr. F. UNTERHARNSCHEIDT, Deutsche Forschungsanstalt für Psychiatrie (Max-Planck-Institut), München, (Geschäftsführender Direktor: Prof. Dr. G. PETERS). Mit 106 Abbildungen. VI, 140 Seiten Gr.-8°. 1963.
                                                                                         DM 44,—

Die Abonnenten der „Monatsschrift für Unfallheilkunde" erhalten die „Hefte zur Unfallheilkunde" zu einem gegenüber dem Ladenpreis um 20 Prozent ermäßigten Vorzugspreis.

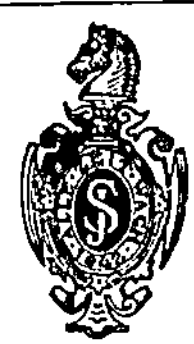